1日1分、2週間 眼トレ

日比野&林田式

医学博士
日比野佐和子
監修=林田康隆

KKベストセラーズ

疲れ目、近視、
そして老眼も、
セルフケアで治す
ことができます！

はじめに

「目がよくなれば、全身が若返る」。
アンチエイジング専門医として、私が確信している言葉です。

かつて、低下した視力は回復しないと言われていました。
近視は遺伝で、老眼は老化現象なのだから諦めるしかないと。でも今は、近視は遺伝より環境が主な原因であり、老眼を含めた老化もトレーニングや生活習慣によって食い止められることが数々の研究によって裏づけられています。そして多くの患者さんが、視力は回復できると証明してくれています。

もともと私の医師としての仕事は眼科から始まりました。

毎日のように目を診るなか、想像以上に糖尿病網膜症や緑内障で失明の危機にさらされている患者さんが多いことに驚かされました。しかし、それらの病気の完治は難しく、「もっと早く発見できれば」と悔しい思いを重ねていたのです。当たり前のように見えていた目が見えなくなることは、誰にとっても怖く、つらい現実ですから。

たとえ症状が軽くても、視力の低下は生き方を左右する重大な問題だということも痛感しました。たとえばパイロットや航空管制官など、資格取得に一定の視力を求められる職業はもちろん、どんな仕事でも視力によって任される範囲や効率が違うことはよくあります。日常生活だって「目がよければ」と思う場面の連続で、行動を制限されることも多々あるでしょう。

こんなこともありました。「あいつは野球もサッカーもヘタだ」と仲間はずれにされていた6歳の男の子が、実はボールがよく見えていなかったことが後からわかったのです。それまで誰も気づいてあげられず、たまたま外傷で受診した際に近視と乱視が発見されました。さっそく乱視の矯正を行いながら眼トレを始めたその男の子は、裸眼で球技を楽しめるようになりました。他にも視力を回復して、クラスメートと同じように席替え（黒板前の最前列から解放）ができると喜んでいる子もいます。
目がよくなることは、どの世代にとっても人生が明るくなることだと思います。

その後、皮膚科、消化器内科と経験を積むなかで、今度はがんやアレルギーで苦しむ多くの患者さんに接し、予防の大切さを実感しました。さらに「ちょっとした不調」でさえ仕事や学習、日々の暮らしに悪影響を与えること、顔色や皮膚症状などの「見た目」が、性別や年齢にかかわらず、深刻な悩みであることも再認識しました。

医療は劇的な進歩を続けています。次々と新しい知見、常識を覆すデータ、驚くような技術が発表されて、そしてまた新しい仮説が生まれているのです。

アンチエイジングというと、美肌や発毛など美容に関する言葉だと思っている人が多いでしょう。その誤解には私にも責任があります。肝臓疾患の治療薬からプラセンタの美容効果に気づき、長年にわたって研究と普及に努めてきましたし、メディアの求めに応じて美容の観点からアンチエイジングについてお伝えする機会が非常に多かったこともあります。しかし、私が本来研究しているのは、エイジマネジメントであり、よりよい生活習慣をベースとした健康長寿なのです。

余談ですが、ほんの数年前まで医学界では〝眉つばもの〟と言われていたコラーゲン飲料も、経口摂取による血中濃度の上昇や、実際の美肌効果が海外の有名ジャーナルで論文発表され、「効果がある」と認められました。

私が17年前に出会い、地道な研究を続けてきたプラセンタを中心とする「アンチエイジング」にしても、さまざまな病気のメカニズムが解明されたことで、ようやく専門領域をまたいだ横断的な総合医療として、また「究極の予防医学」として注目されるようになりました。

「目がよくなりたい！」と思って本書を読んでいる皆さんにも、眼トレ習慣を通して食事や運動、睡眠や環境を見直していただけたらと願っています。

がんや心臓疾患、脳血管疾患でさえも〝予防〟と〝早期発見・早期治療〟で対抗できる時代です。視力の低下も早い時期に対処すれば、大いに回復が見込めます。

また今回ご紹介する眼トレは、井村眼科の井村尚樹副院長がテクノストレス眼症の改善を主眼に開発した「3点寄り目カード（近見輻輳票）」をもとに、アンチエイジングと脳トレのエッセンスを加えて、新たに考案したものです。図案を作ってくれたのは、眼科専門医として診療や手術を行いながら、若手医師の育成や視力回復プログラムの開発などを手がける弟の林田康隆です。だから自信を持っておすすめします。

毎日たった1分の積み重ねと、ほんのちょっとの意識改革で、あなたの目はきっとよくなります。

1日1分、2週間 眼トレ

日比野&林田式

医学博士
日比野佐和子
監修=林田康隆

KKベストセラーズ

Contents

子どもからシニアまで
疲れ目、近視、老眼は治ります！
1日1分、2週間
日比野＆林田式
眼トレ

はじめに …… 2
目次 …… 8
あなたの目の健康度をチェック …… 14
究極の眼トレ法 視力回復 動物カードで視力アップ！ …… 17

第1章 目のしくみ …… 35
目のしくみ ～構造と各部の働き～ …… 36
目には酸素と血流が大切です …… 38
年齢とともに衰える調節力 …… 40
視力は回復する！ …… 42
「目がよくなっただけじゃない！」 …… 44
血流アップで全身が若返る …… 48
生活習慣を見直せば、眼トレ効果は倍増 …… 50

第2章
月曜日から日曜日まで
脳も鍛える一石二鳥の眼トレ1週間……53
目は、脳との連携なくして「見る」ことができない……54
ストレッチ&トレーニングで楽しく目と脳を活性化！……55
月曜日「週のスタートから頭がスッキリ！ 遠近ひらがな言葉」……60
火曜日「ピント維持力と集中力が試されます！ 四角らせんトレース」……62
水曜日「目、脳、指先の連携で認識力をアップ 言葉さがし」……64
木曜日「ドライアイ改善にも役立つ グルグル迷路」……66
金曜日「疲労回復にもなります ギザギザ・トレース」……68
土曜日「脳をさらに強化できます 数字さがし」……70
日曜日「気持ちもゆったり落ち着きます らせんトレース」……72

第3章
意外と知らない？ 知って得する！ 新常識
食べもの編……75
① 目のスーパーフード「カレーライス」を朝ごはんに！……76

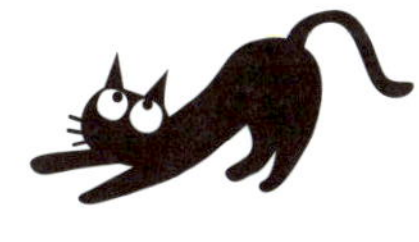

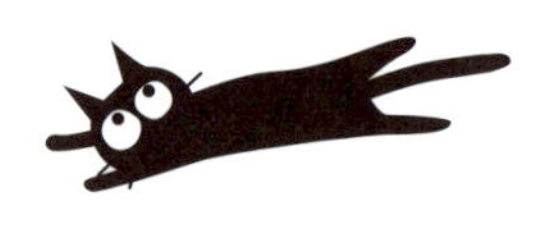

② 目にはドリップよりインスタントコーヒーがいい …… 78
③ コンビニで選ぶなら、うどんより蕎麦を …… 80
④ 食べる順番を変えて、糖化を抑制 …… 82
⑤ お茶も選べば、目はもっと輝く …… 84
⑥ ブルーベリーより原生種ビルベリーを選んで◎ …… 86
⑦ 長寿のお酒も1日1合まで …… 88
⑧ 目に効く最強フードは？ …… 90
コラム1 「究極の視力回復メニュー」 …… 92

第4章 意外と知らない？ 知って得する！ 新常識
暮らし編 …… 95

⑨ 「眼鏡をかけたら視力悪化」の嘘ホント …… 96
⑩ 水道水で目を洗うと目を傷める！ …… 98
⑪ 目も肌も、「こすらず保湿」が大原則 …… 100
⑫ 目を守るサングラスの絶対条件 …… 102

⑬ 時間があっても、お昼寝は30分まで……104
⑭ まばたきをしないと目の機能は損われる……106
⑮ 猫背が視力悪化を招く理由……108
コラム2 「目がつらいときの温めケア」……110

第5章 意外と知らない？ 知って得する！ 新常識
お部屋編……113

⑯ 目も心も癒す観葉植物……114
⑰ 部屋の照明は使い分けがポイント……116
⑱ 壁紙と目の関係……118
⑲ 液晶を見下ろして星空を見上げよう……120
⑳ 目と肌のためには、浄水器を活用しよう……122
㉑ 思いきってカーテンを開けたまま眠る……124
㉒ 寝室にスマホを置くなら頭から離そう……126
コラム3 「ツボ　眼球は押したらダメ！」……128

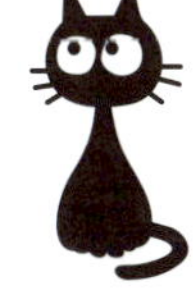

第6章 意外と知らない？ 知って得する！ 新常識 メンタルetc編

第6章 意外と知らない？ 知って得する！ 新常識 メンタルetc編 …… 131
㉓ 薬の飲み過ぎで視力が落ちる？ …… 132
㉔ 花粉症、糖尿病、喫煙……、近視の原因あれこれ …… 134
㉕ 視力を回復する笑い方があった！ …… 136
㉖ 幸せホルモンが目の緊張をほぐす …… 138
㉗ 見る力を鍛えて認知症を予防！ …… 140
㉘ 疲れ目に効く瞑想のコツ …… 142
㉙ 先端技術が叶えた視力回復レンズ …… 144
㉚ 効果抜群、目が若返る注射と点滴 …… 146
コラム4 「専門医がこっそり続ける5つの習慣」 …… 148
第7章 知っておきたい目の病 …… 151
まずはセルフチェックしてみましょう …… 152
近視 …… 154

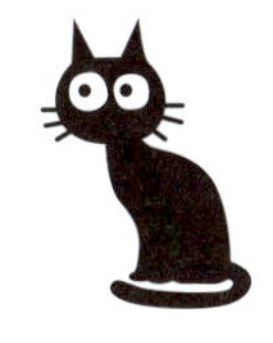

遠視 …… 155
乱視 …… 156
眼精疲労 …… 157
ドライアイ …… 158
網膜剥離 …… 159
老眼 …… 160
白内障 …… 162
飛蚊症・光視症 …… 163
加齢黄斑変性 …… 164
緑内障 …… 166

第8章 病院の選び方 医者との付き合い方 …… 167

症状がなくても、年に一度は眼底検査を …… 168
かかりつけ医の選び方 …… 171

おわりに …… 173
著者プロフィール …… 176

あなたの目の健康度をチェック

まずは自分の目の状態を知ることから始めましょう。

軽い疲れ目だと感じていることが、実は病気の徴候かもしれません。

次の項目で当てはまるものをチェックしてみてください。


いくつチェックがつきましたか?

4項目以上あった人は、視力注意報が出ています。

特に文末に「*」印がついている項目にチェックがついた人は、できるだけ早く眼科専門医を受診して、視力検査や眼底検査を受けてください。

当てはまるのは、どの項目ですか？

- □ 夕方になると昼と同じようには見えなくなる
- □ 小さな文字は見えづらい
- □ 携帯メールの文字をよく打ち間違える
- □ かすみがかかったように、視界がぼやける＊
- □ 肩こりや首こり、頭痛がひどい
- □ 光や明かりをまぶしく感じることが多くなった
- □ 哀しくないのに涙が出る＊
- □ 歩いていて、段差につまづきやすくなった
- □ 近くから遠くへ視線を移すと、すぐにピントが合わない
- □ 読書や勉強、仕事などの手元を見る作業がめんどうだ
- □ パソコン作業を毎日、1日4時間以上する
- □ メガネを外した方がはっきり見える＊

早い人なら2週間で効果が出始める「眼トレ」。
「動物カード」を使えば、誰でも気軽にできます。
ゲーム感覚で、楽しみながらしましょう

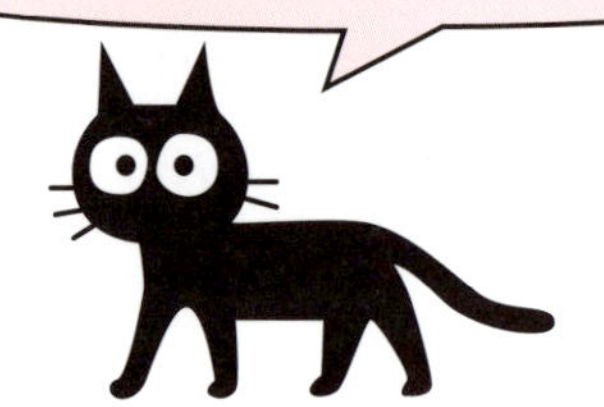

1日1分
究極の眼トレ法

視力回復
動物カード

で視力アップ!

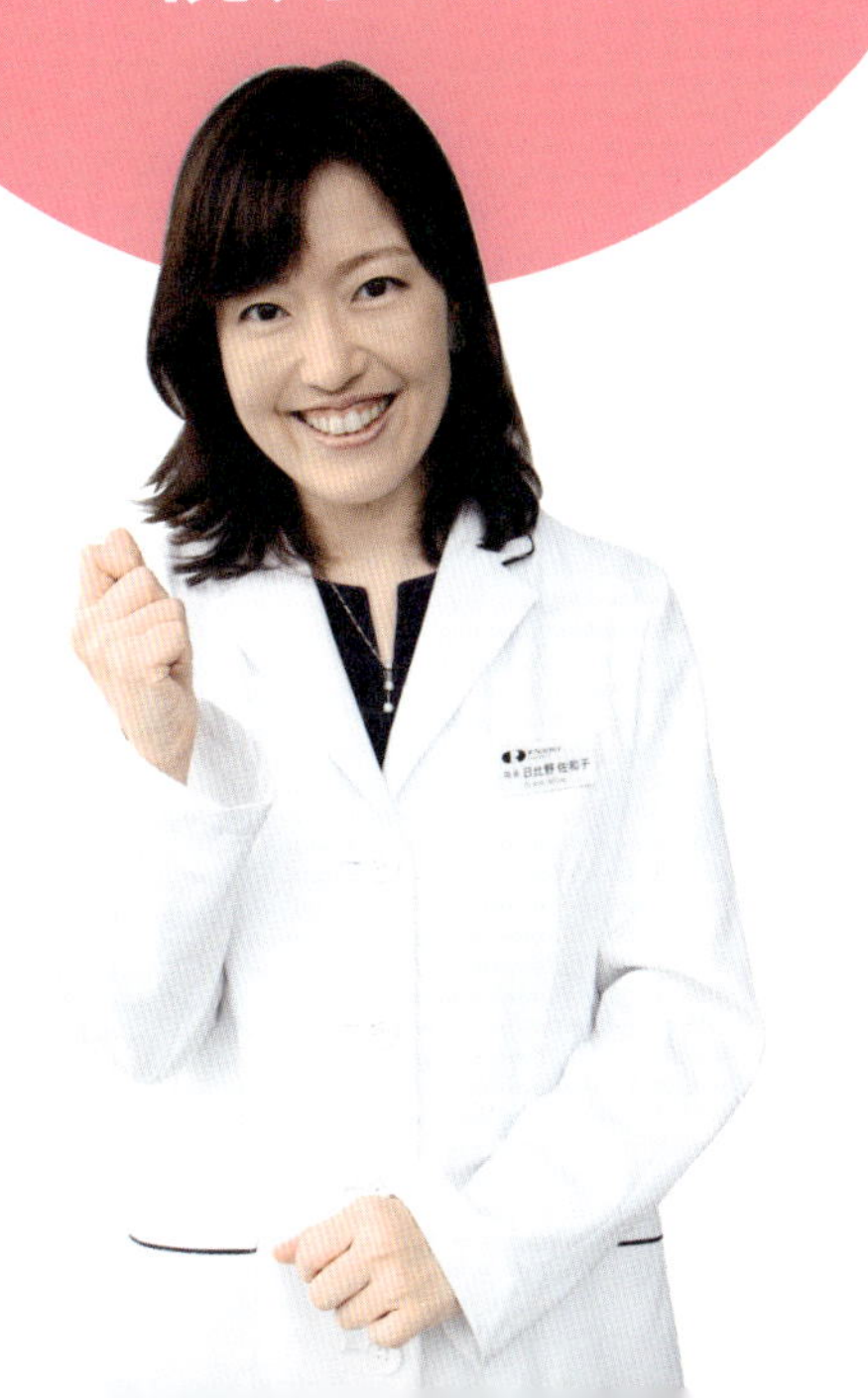

疲れ目やドライアイ、
近視、遠視、そして老眼――。
「悪くなってしまった視力は治らない……」
とあきらめていませんか？
こうした目の悩みは、通院や手術でなければ、
治らないと思い込んでいませんか？
実は、ちょっとした「眼トレーニング」によって

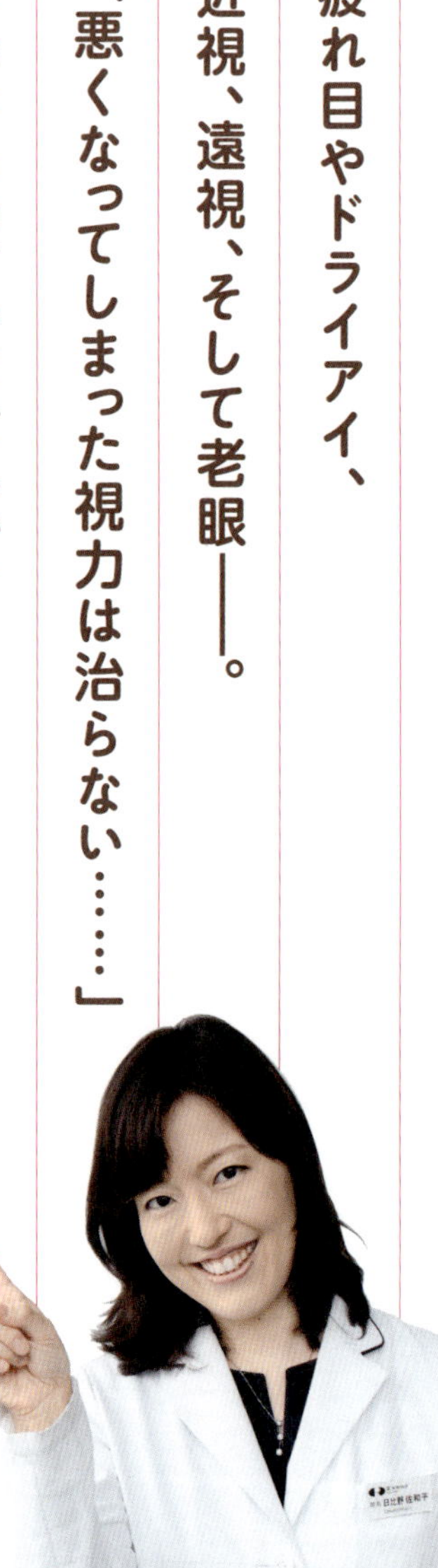

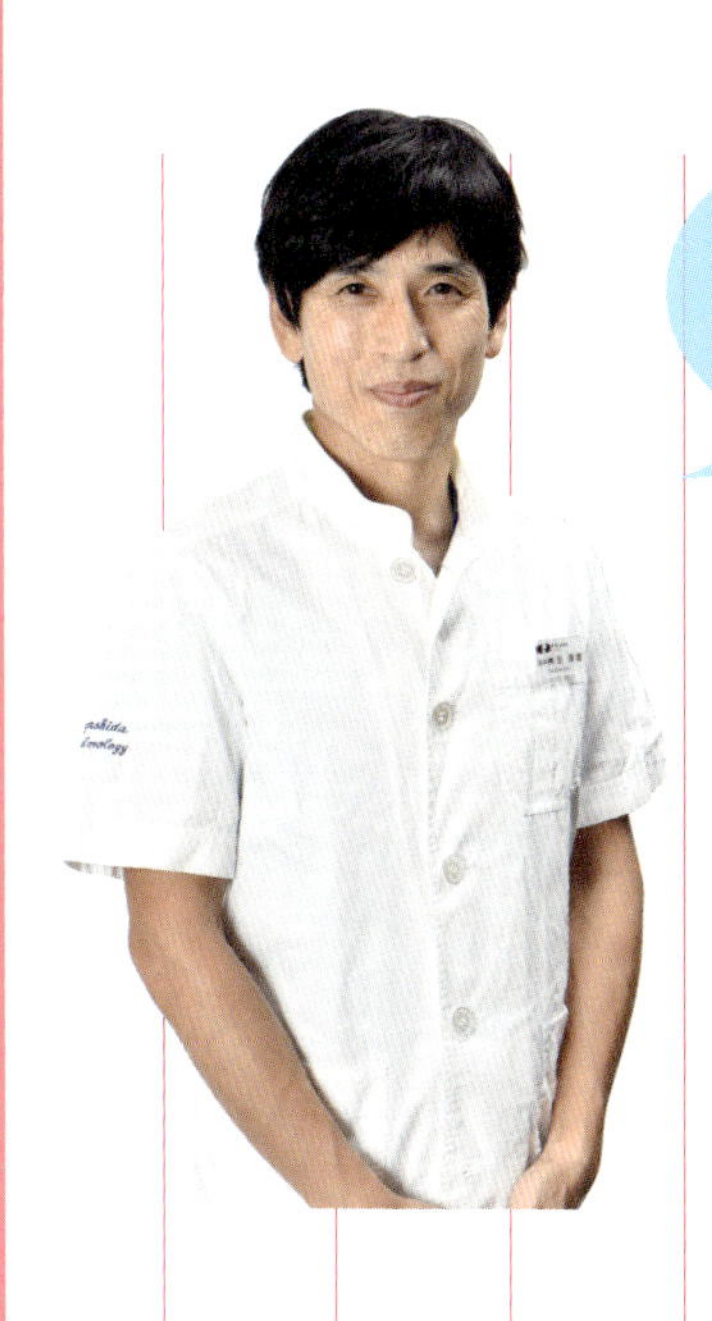

情報の8割は目から。
生活の質を左右する
目の健康を
もっと考えましょう。

自分自身で、治すことができるのです。
1日1分、
誰でも気軽にできる眼トレ、
始めてみましょう。

視力を回復するには、**ピント調節力を鍛えること**が
ポイントです。

日比野&林田式「**視力回復 動物カード**」は、
目のストレッチとなる遠近運動を、
意識的に何度か繰り返して行うことで
ピント調節力が鍛えられます。

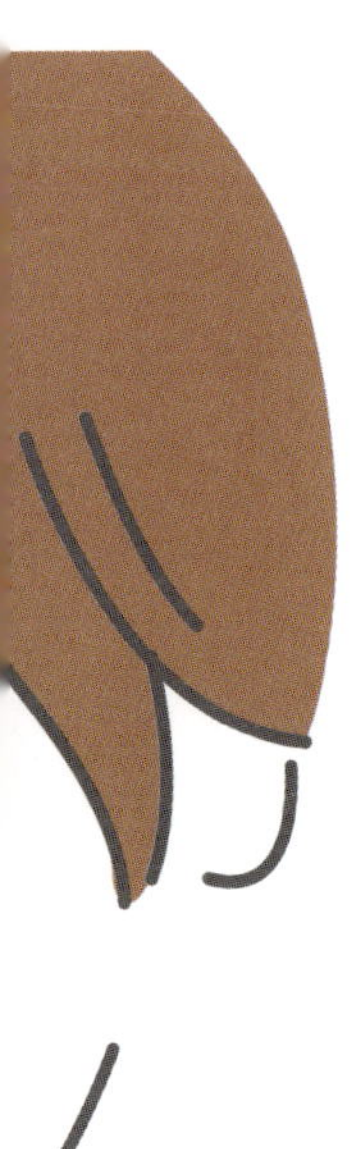

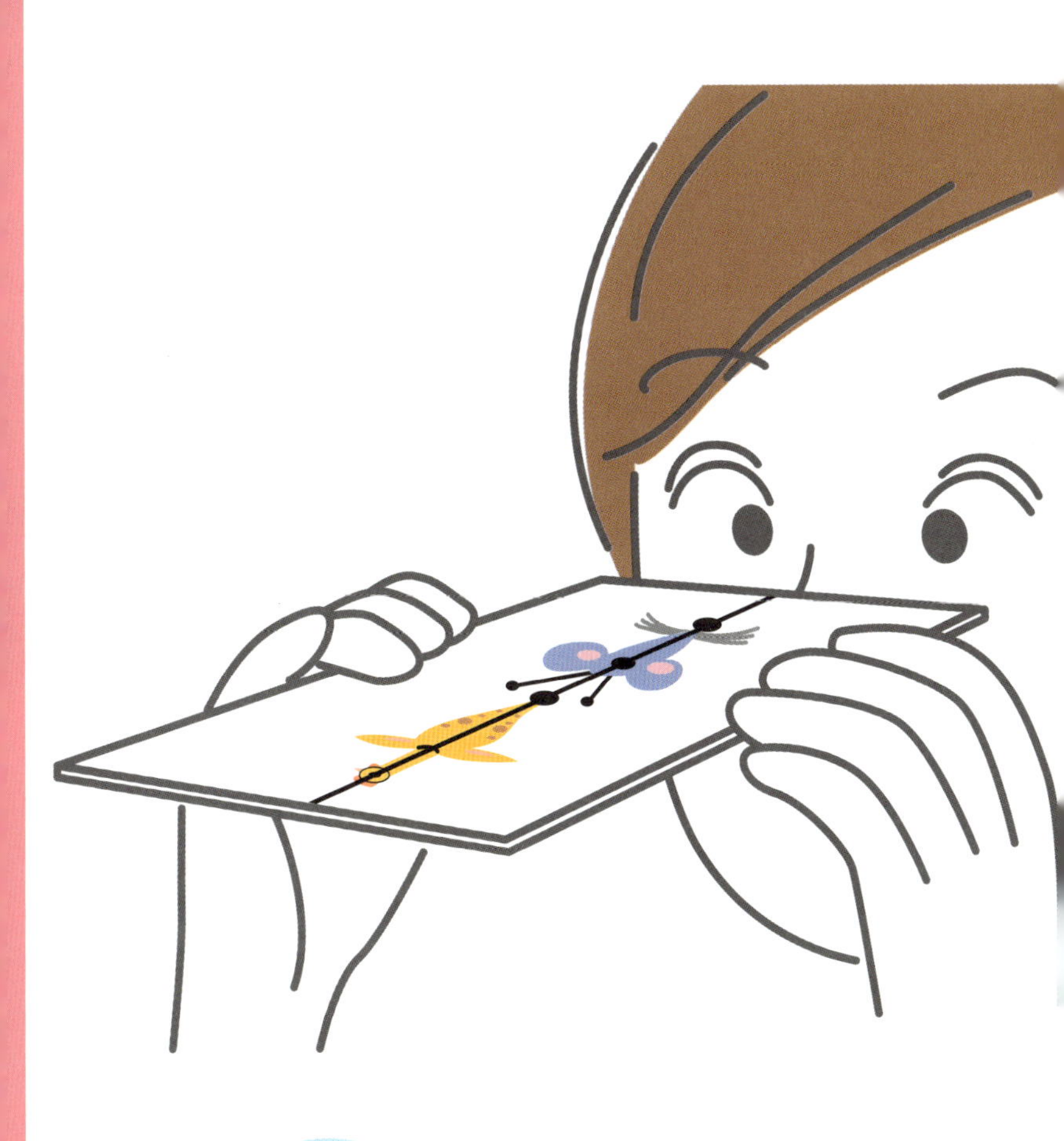

焦点をピタッと
合わせた遠近運動が
きちんとできているかどうかは、
見える動物のカタチが
教えてくれます。

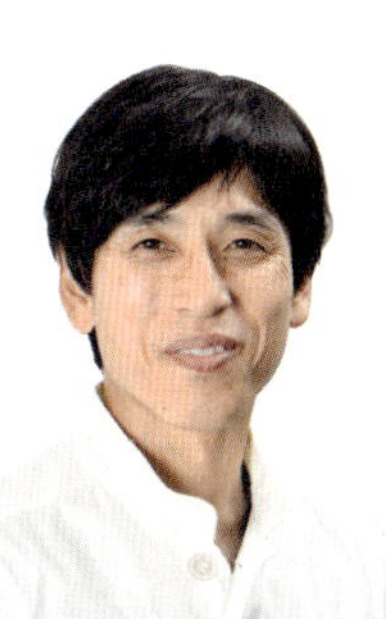

1日1分、視力がアップする目のストレッチ、さあ、始めましょう!

目のレンズとなる水晶体は、
近くを見るときに厚く、遠くを見るときに薄くなります。
その伸縮を支えているのが、目の筋肉です。
スマホやパソコンを見続けたり、偏食や運動不足を繰り返したり、
年齢を重ねたりと、目にとっての過酷な環境は
水晶体を硬くして、筋力を衰えさせてしまう元凶となります。
この動物カードを使ったストレッチ&トレーニングで
日々の疲れ目を解消しながら、ピント調節力を鍛えましょう。
たった1分の眼トレ習慣が、
あなたの視力をぐんぐんアップさせます。

視力回復 動物カードの使い方

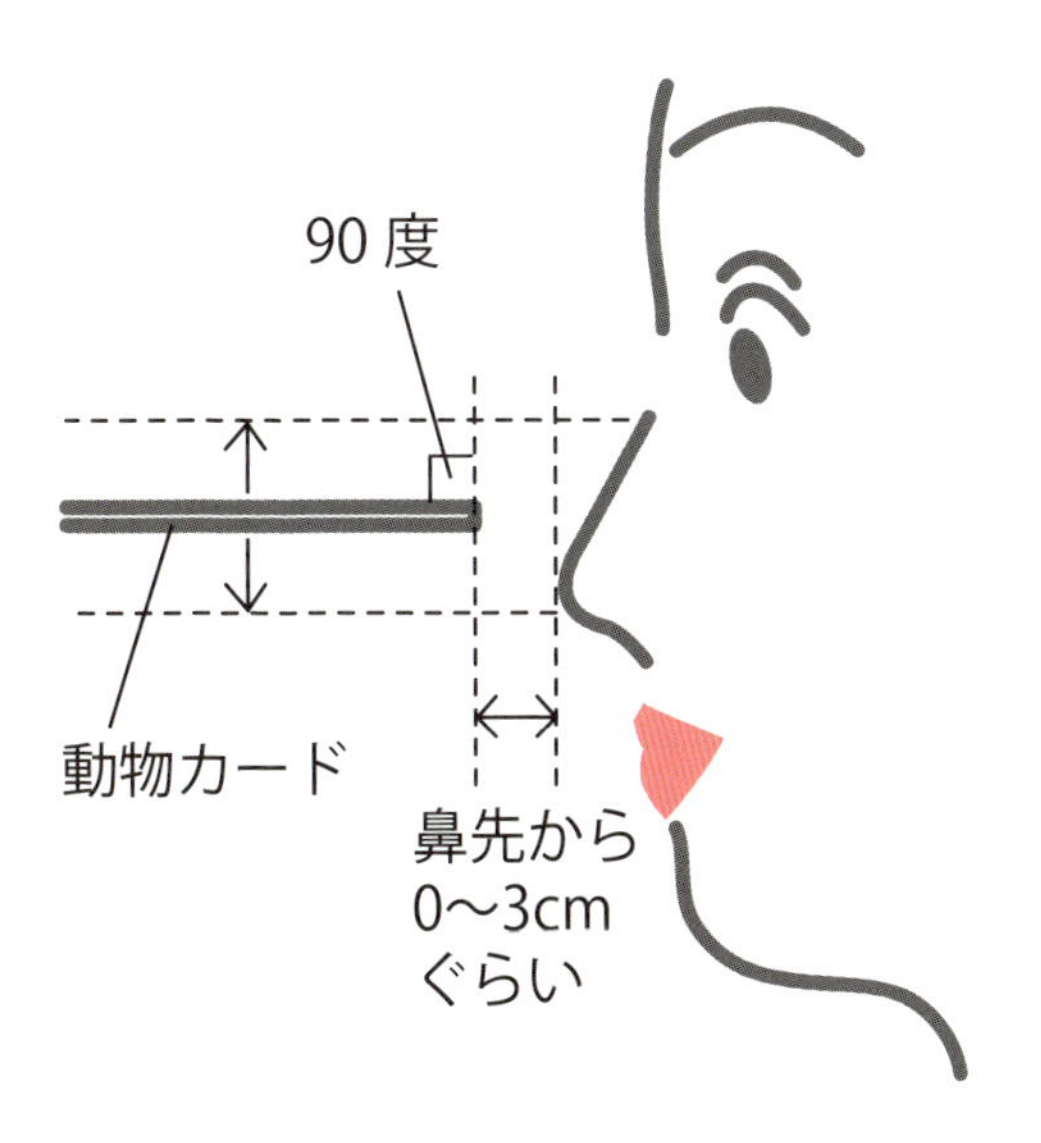

目の焦点を合わせやすいカードの位置は
人によって異なります。
目安は、鼻の真ん中から上下1〜2cmの高さで、
「鼻先にぴったりつける」または、
「鼻先から1〜3cm離した」あたりです。

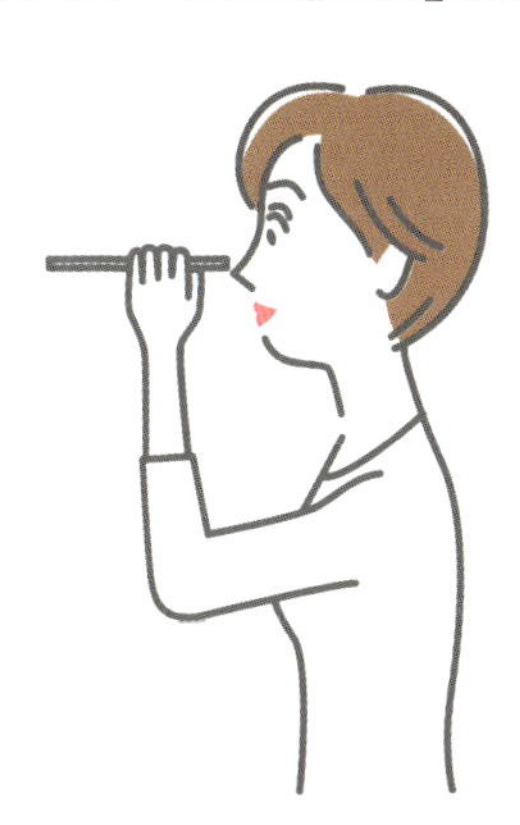

黒目をグッと内側に寄せて、目の遠近運動をしましょう。

4つの黒丸を
寄り目で各1秒、
ギュッと凝視！
①
②
③
④
⑤
⑥
⑦
⑧

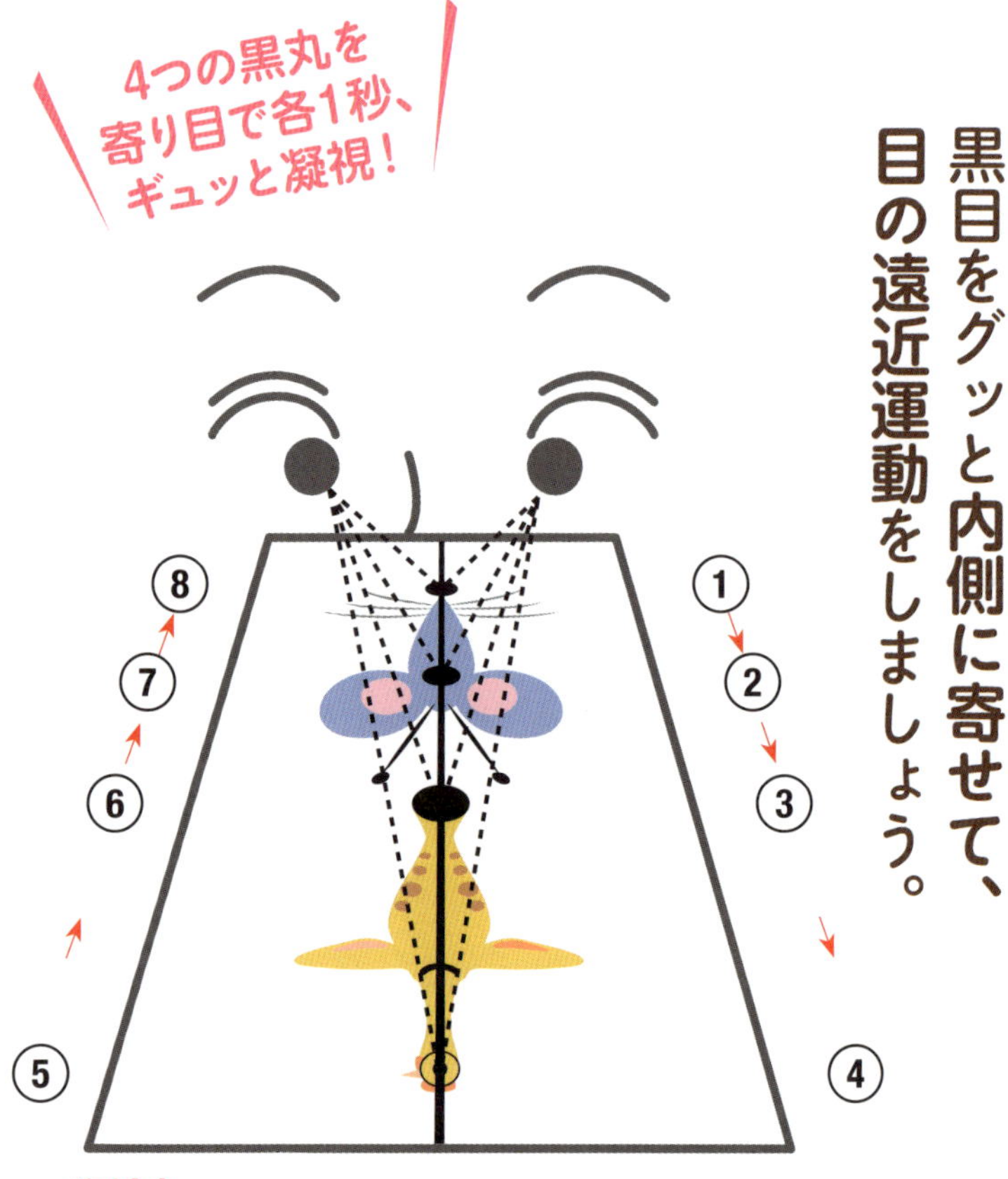

やり方

❶ 両目を内側に寄せて、
「動物カード」の一番手前の黒丸①を見つめます。

❷ 黒丸に焦点を合わせたままで、
1秒間、ギュッと凝視します。

❸ 黒丸を①②③④と手前から遠くへ、
続けて⑤⑥⑦⑧と、遠くから手前へ、
それぞれの黒丸を1秒間ずつ凝視します。

❹ ①～⑧1セットで、3回繰り返します。

ギュッと力をこめて寄り目にすると、ピント調節を支える
毛様体筋という目の筋肉が刺激され、滞った血流も促されます。
さらに遠近運動を加えることで、目のストレッチもできるのです。

寄り目にしたときの焦点が、黒丸にきちんと合っていれば、
「視力回復 動物カード」の
ネズミとキリンが別の形に見えてきます（p26、27図参照）。
見えないのは、ピント調節力が弱くなっている証拠。
朝、昼、夜と3回、眼トレを続けましょう！

目が疲れたなと思ったら、両目を閉じて約5秒間。
ギュッと強く閉じた方が、目を休ませることができます。
眼トレ中でなくとも、疲れ目を感じたら試してみましょう。

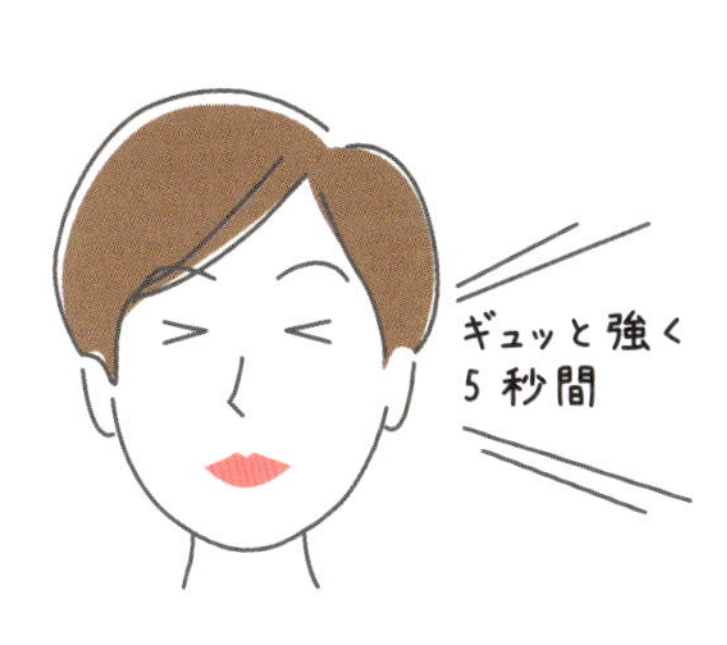

目のピント調節力は大丈夫？動物カードで焦点がきちんと合ったら……

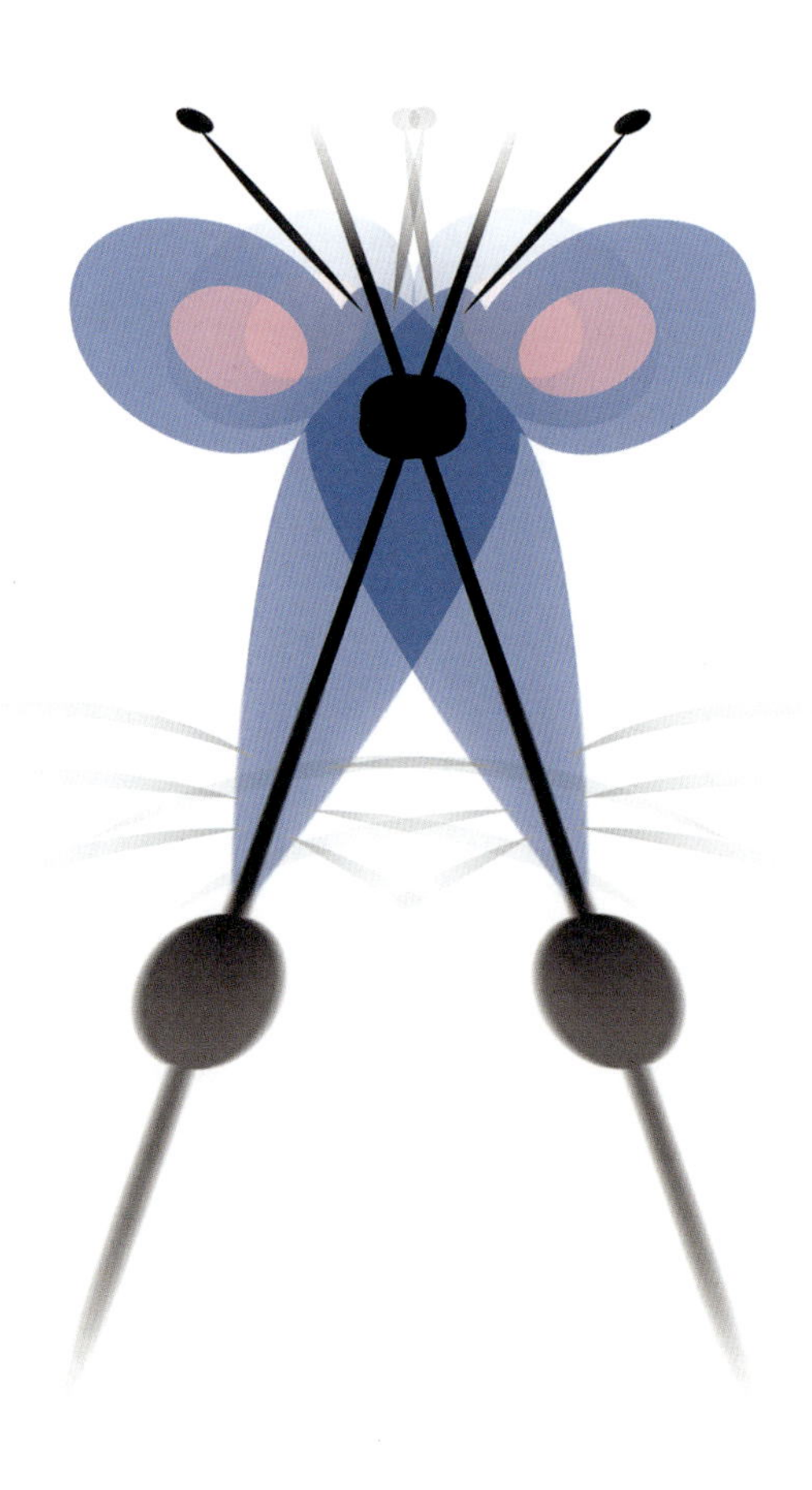

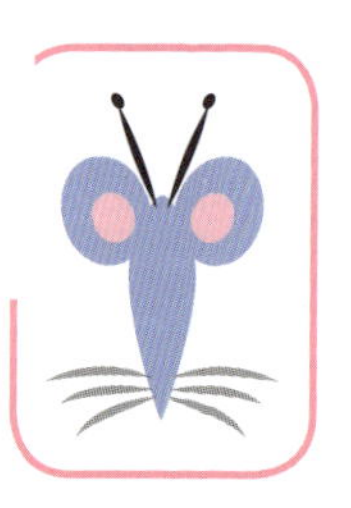

手前から遠くへと焦点を変えると
道がずっと先まで続くように見えませんか？

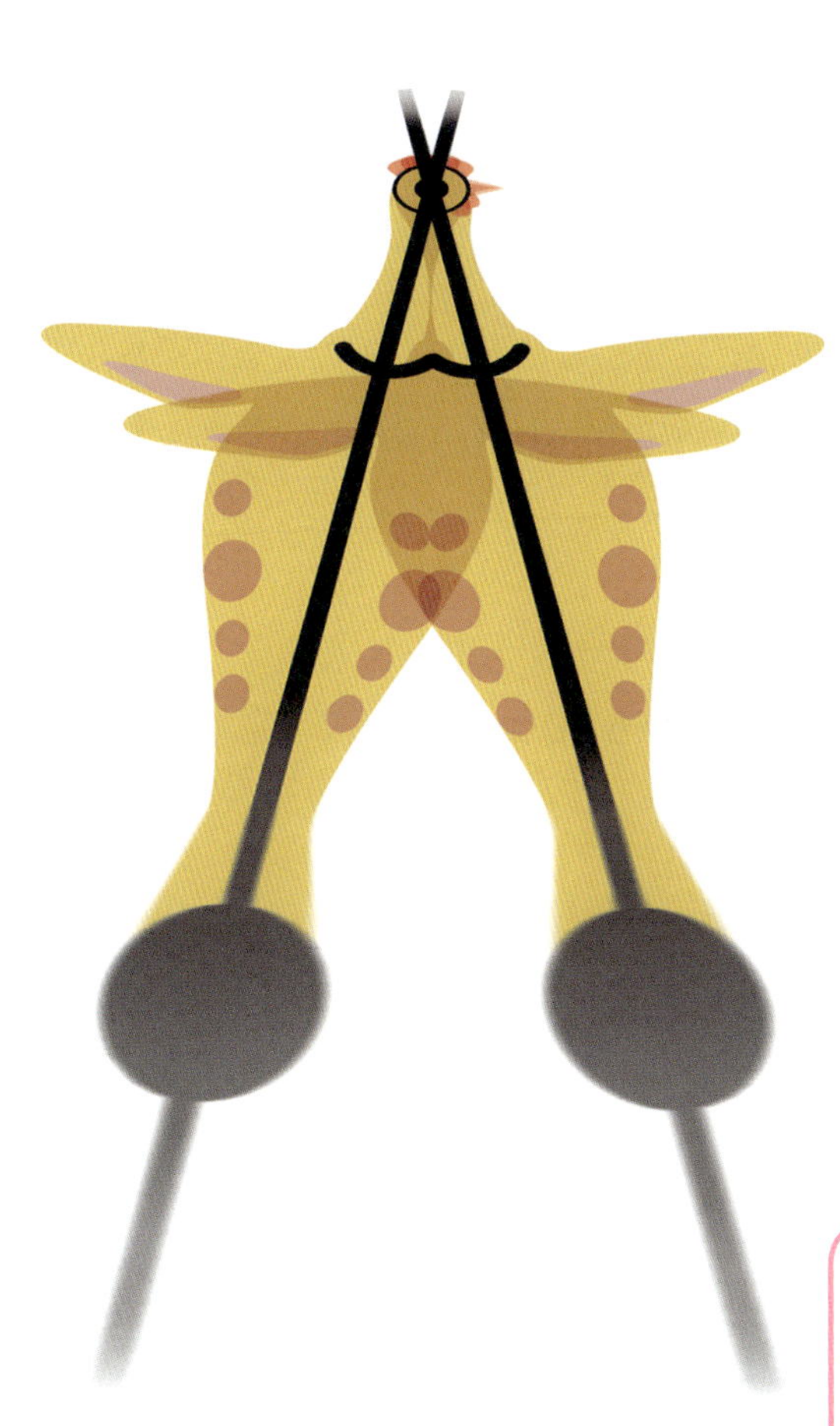

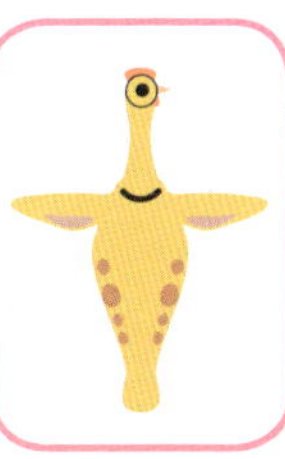

「動物カード」の裏面にある、「台形カード」で、もう一つの眼トレもしてみましょう。

眼球の左右運動です！

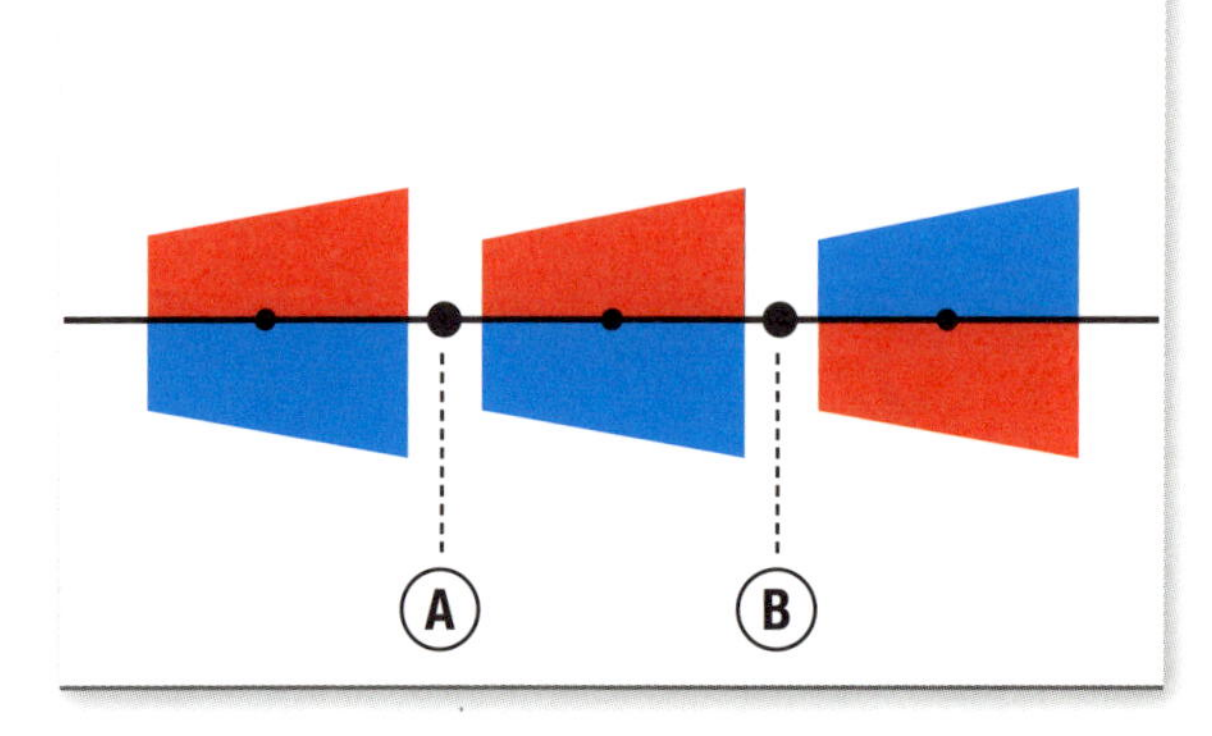

「動物カード」が遠近運動なのに対して、「台形カード」では眼球の左右運動ができます。

「台形カード」眼トレのやり方

1. 台形カードは、顔から20cm程度離す。眉間の先に大きな黒丸（Ⓐまたは Ⓑ）がくる位置に。
2. 3つの台形のうち、左側2つの台形が重なるよう凝視。
3. 赤色と青色は、より鮮やかに見えます。
4. 次に、右側2つの台形が重なるよう寄り目で見つめます。
5. 今度は、台形が灰色がかった1色に。
6. 左2つの台形、右2つの台形と、2カ所の寄り目運動を1セットで3回、繰り返します。目が疲れたら、まぶたをギュッと5秒間ぐらい閉じて休みましょう。

二つの台形を重ねて見たとき

台形はより鮮やかな赤と青に！

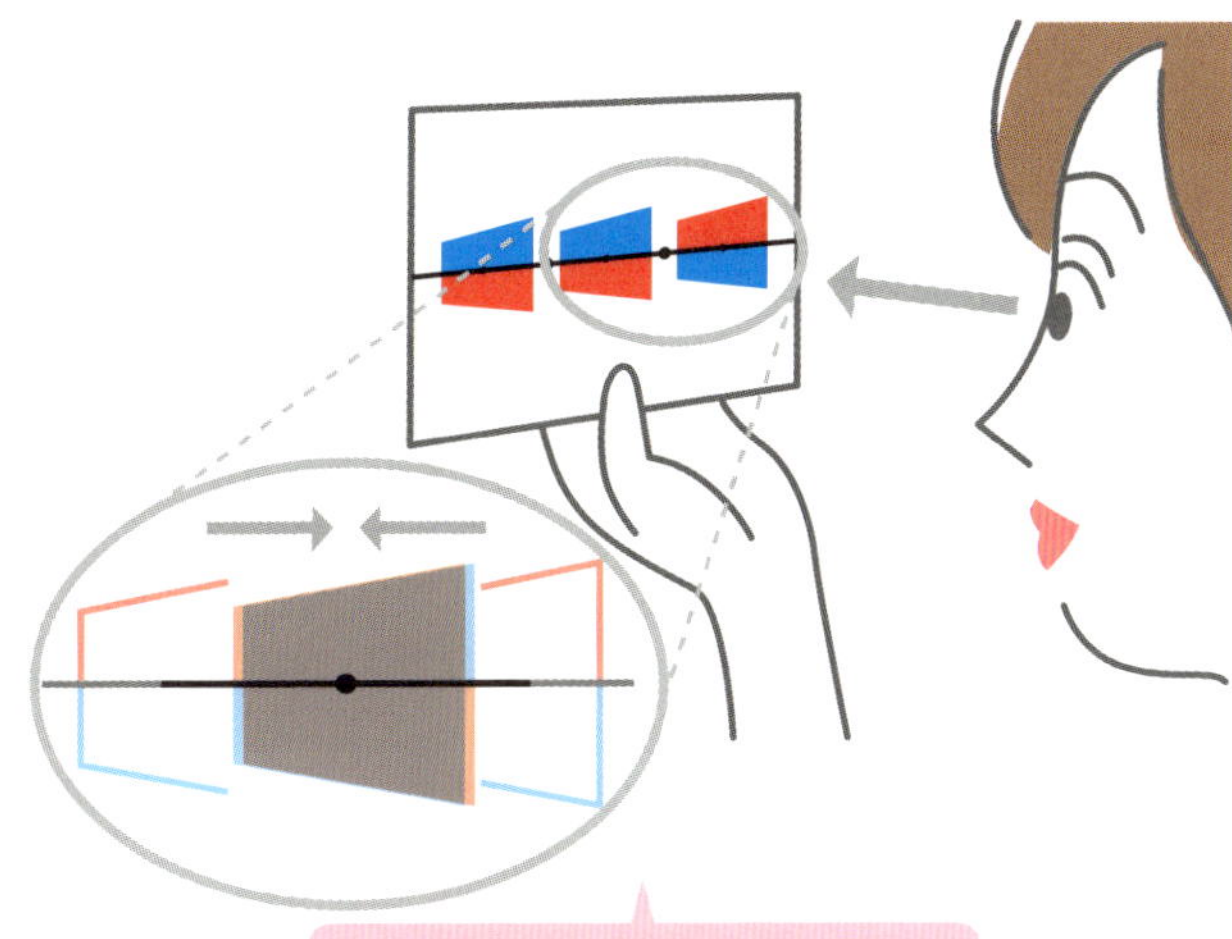

灰色がかった１色の
台形に見えます！

コツは、黒丸に焦点を合わせないこと。
２つの台形を重ねることに集中しましょう。

外出時、「カード」がないときは……指を使って目の遠近運動をしよう！

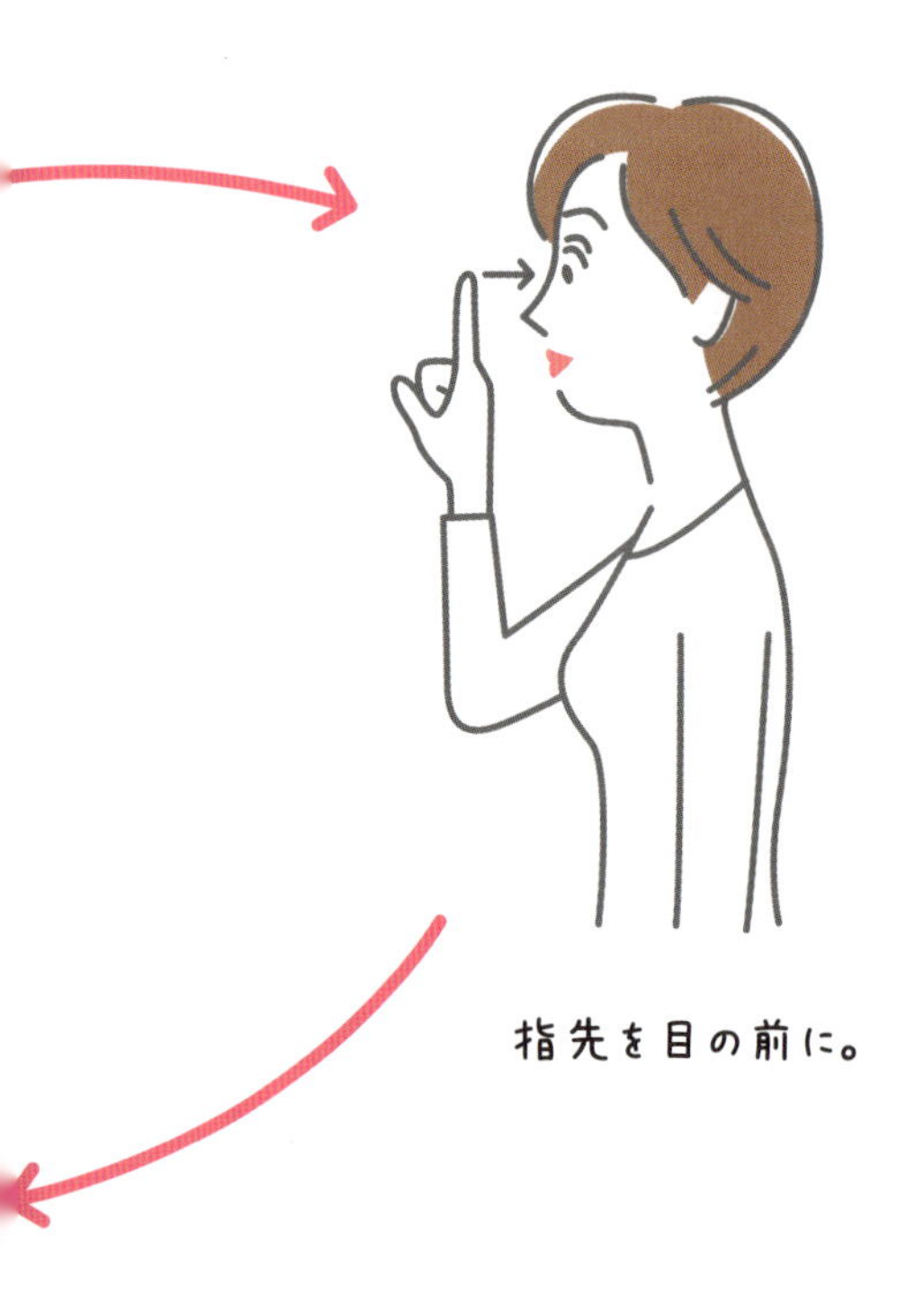

指先を目の前に。

カードがないとき、指でもちょっとした眼トレはできます。

人差し指を立てて、爪がちょうど目線の先にくる高さに据えます。動物カードの黒丸と同じように、人差し指の爪に焦点を合わせ、寄り目でギュッと1秒間見つめます。図のように、腕を伸ばしたり曲げたりして、遠近運動をしましょう。3回繰り返せばＯＫ。

人差し指の爪を寄り目で1秒ずつ!

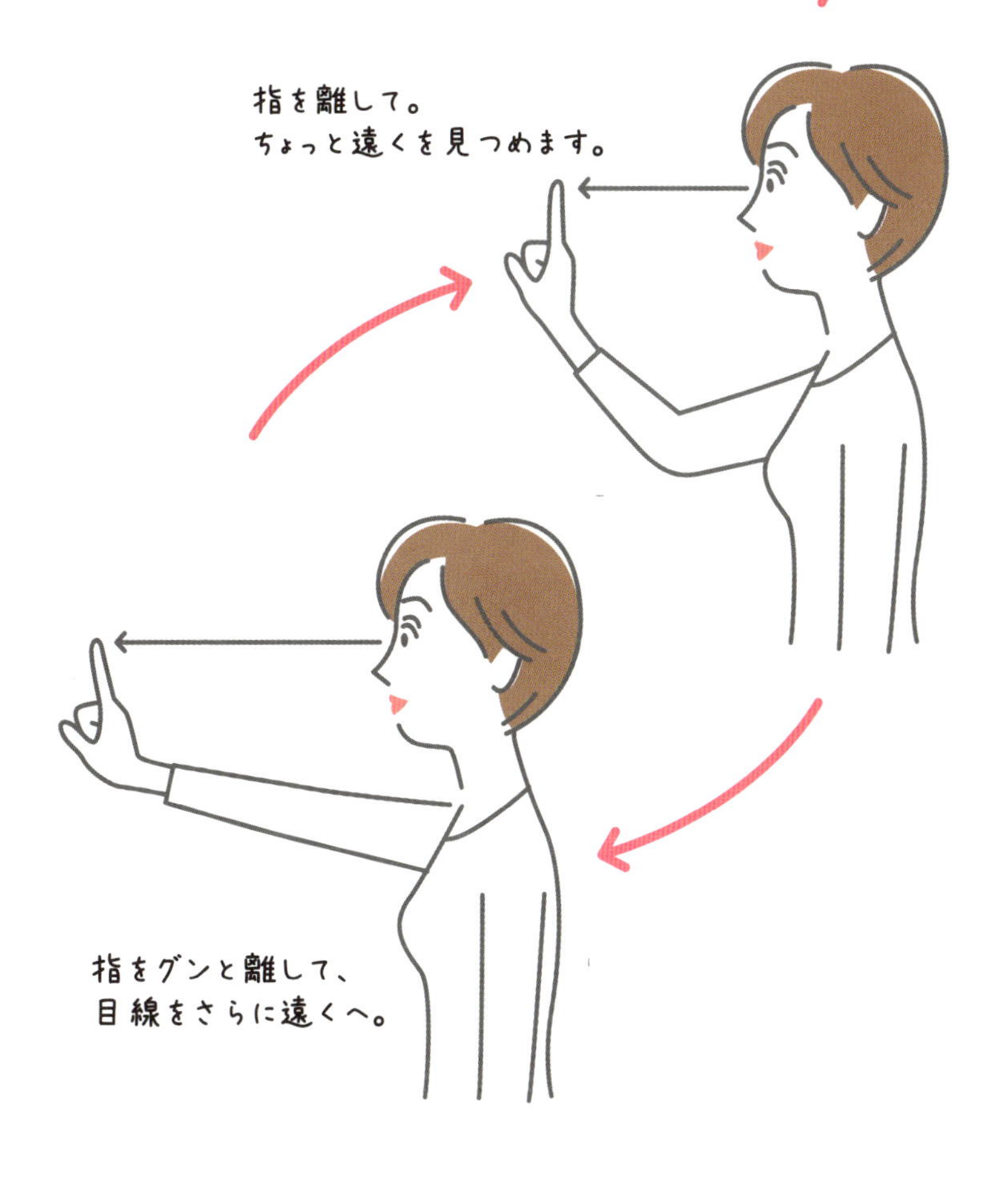

「近見視力表」の使い方

本の表紙（カバーをとった）裏面にある
「近見視力表」で視力を確認してみましょう。
視力表を、顔から40㎝離して手に持ちます。
右手で右目を隠して、まず左目の視力を、
次に、左手で左目を隠して、右目の視力をチェック。
時々測って、視力の変化を確認しましょう。

0.05
0.07
0.1
0.2
0.3
0.4
0.5
0.6
0.7
0.8

40cm 離して、片方の目で見たとき、0.4の横に並んだところが見えにくければ老眼が始まっている目安です。

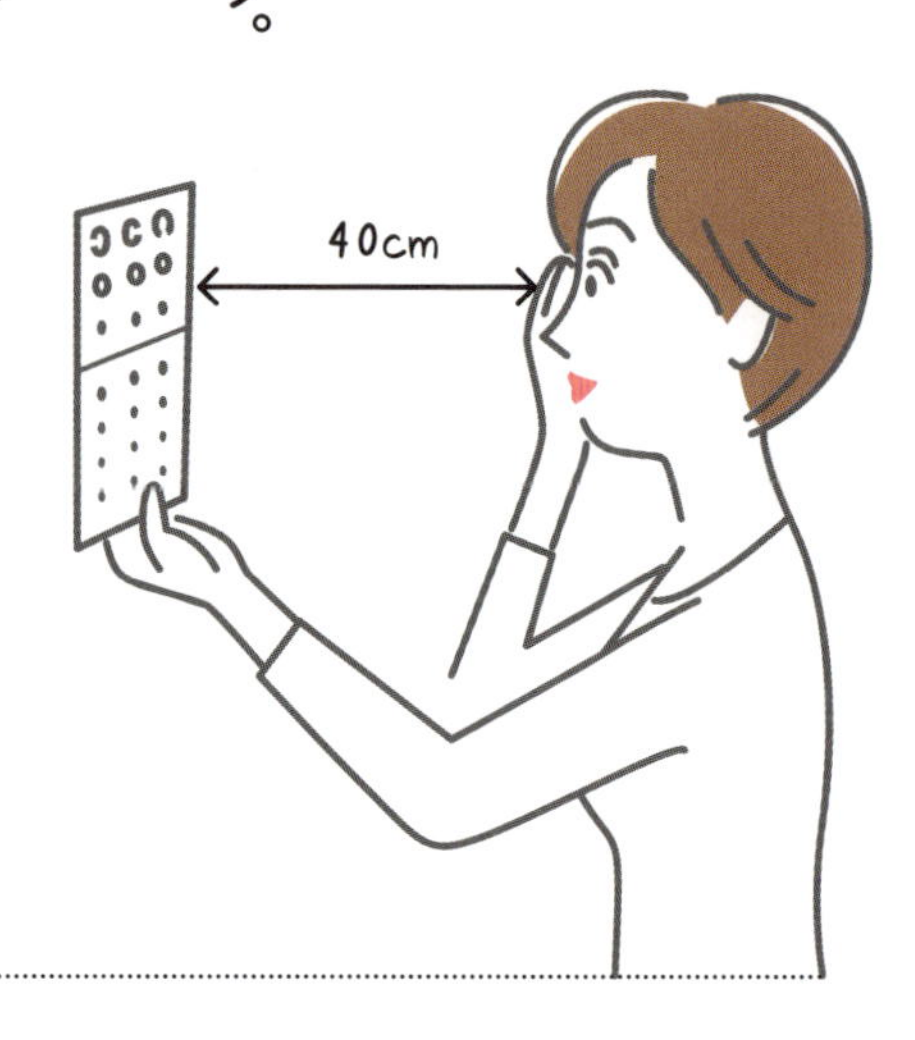

あらかじめ肘から指先の長さを測るなどして、
40cmの距離を知っておくと便利かも。

「眼トレ」で、視力はなぜ、よくなるの？
答えは、「目のしくみ」にあります！

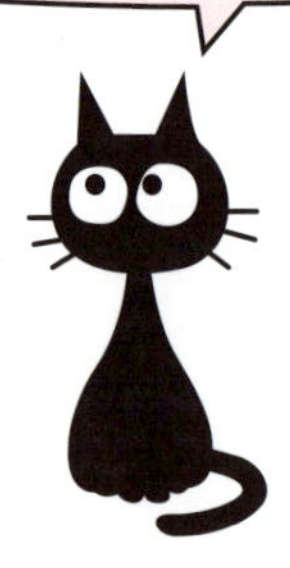

第1章

目のしくみ

目のしくみ ～構造と各部の働き～

究極の眼トレ「視力回復 動物カード」、いかがでしたか？

ここで、目と視力についての基本的なことを説明しておきましょう。

目の表面には**「角膜」**があり、その奥に**「水晶体」**が、さらに奥には**「網膜」**があります。**「水晶体」**はカメラのレンズに、網膜は画像を映すスクリーンの役目です。**「網膜」**に映し出された画像は、**「視神経」**を通って脳に伝わり、私たちは映像を認知。

おおざっぱにいうと、これが「目のしくみ」で「見える」ということです。

ものを見るうえで、水晶体は重要な役割を果たしているのです。水晶体は近くのものを見るときは「厚く」、遠くのものを見るときは「薄く」なります。そして、水晶体の厚みを操作しているのが**「毛様体筋」**という筋肉です。

よく見えるためには、水晶体の柔軟性と、毛様体筋の筋力がカギとなるのです。

ピント調節のカギを握る
水晶体と毛様体筋

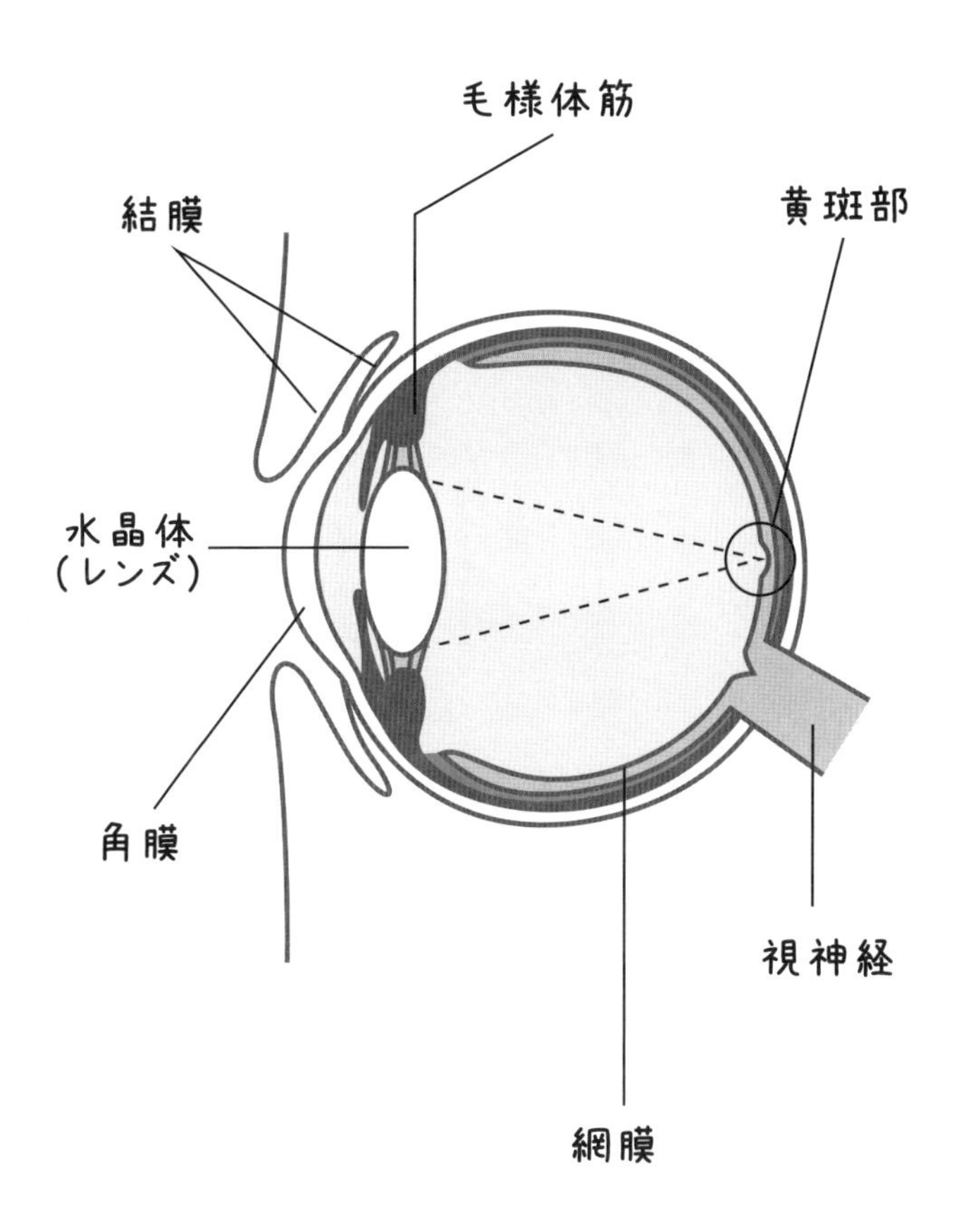

目には酸素と血流が大切です

ちょっとした知識で意識が変われば、眼トレはもっと効果的になるはずです。

人間にとって「見る」とは、目という多機能レンズを通した光の情報を、脳が経験に基づいて解析することです。この本を読んでいるあなたの目も紙に書かれた文字を光として受け取って、その像を脳が読み取っています。

大まかに説明しましょう。

まず、目に見えるものは、すべて光を反射する特性を持っています。その反射された光は、目の角膜と水晶体の屈折によって集められ、スクリーンの役割を持つ網膜に映し出されます。このとき、見ているものとの距離に応じて、水晶体が毛様体筋の力を借りながら厚みを変化させ、ピントを調整しています。つまり、**水晶体の柔軟性や毛様体の筋力が弱くなれば、はっきりと見ることができなくなるということ**です。いわゆるピンボケの状態です。それでも一旦映し出された光の像は、電気信号として視神経に伝達され、脳が映像化します。

このように、**脳に視覚情報を送る目のなかの多機能レンズが正常に働くには、酸素が必要不可欠です。**目に酸素が行きわたらなければ、傷がついたり感染症を起こしやすくなったりします。また水晶体の弾力や毛様体の筋力が減少して、近視や老眼などの屈折・調節障害を引き起こすこともあります。酸素透過度の低いコンタクトレンズの使用や慢性的な血行不良となる悪い姿勢は、酸欠状態を作るのでやめましょう。

そんな酸素の運び役は、血管を流れる血液です。**眼トレで目のまわりの筋肉をほぐし、スムーズな血流を促してあげることが、視力回復の近道となる**といっても過言ではありません。

年齢とともに衰える調節力

早い人で30代、多くの人が40代から自覚する**老眼は、レンズ機能の老化現象です。水晶体が硬化して、毛様体の筋力が弱くなることでピントが合いづらくなる**状態です。ただし実は、ピント調節力はピークとなる10代から年々低下するといわれています。調節力はディオプター（D）という単位で示されるのですが、平均的に45歳頃までは生活に不便を感じない約3ディオプターの調節力があります。しかし、70歳前後で目の調節力をほとんど失ってしまう人が多いのです。それ以降は、老眼よりも白内障老化に伴う病気のリスクが心配になってきます。

一方で、**20代でもかかるスマホ老眼**という症状をご存知ですか。テクノストレス眼症やVDT症候群と同様に、デジタル機器のモニター（液晶画面など）を近くで長時

年齢とともに変化していく目のピント調節力

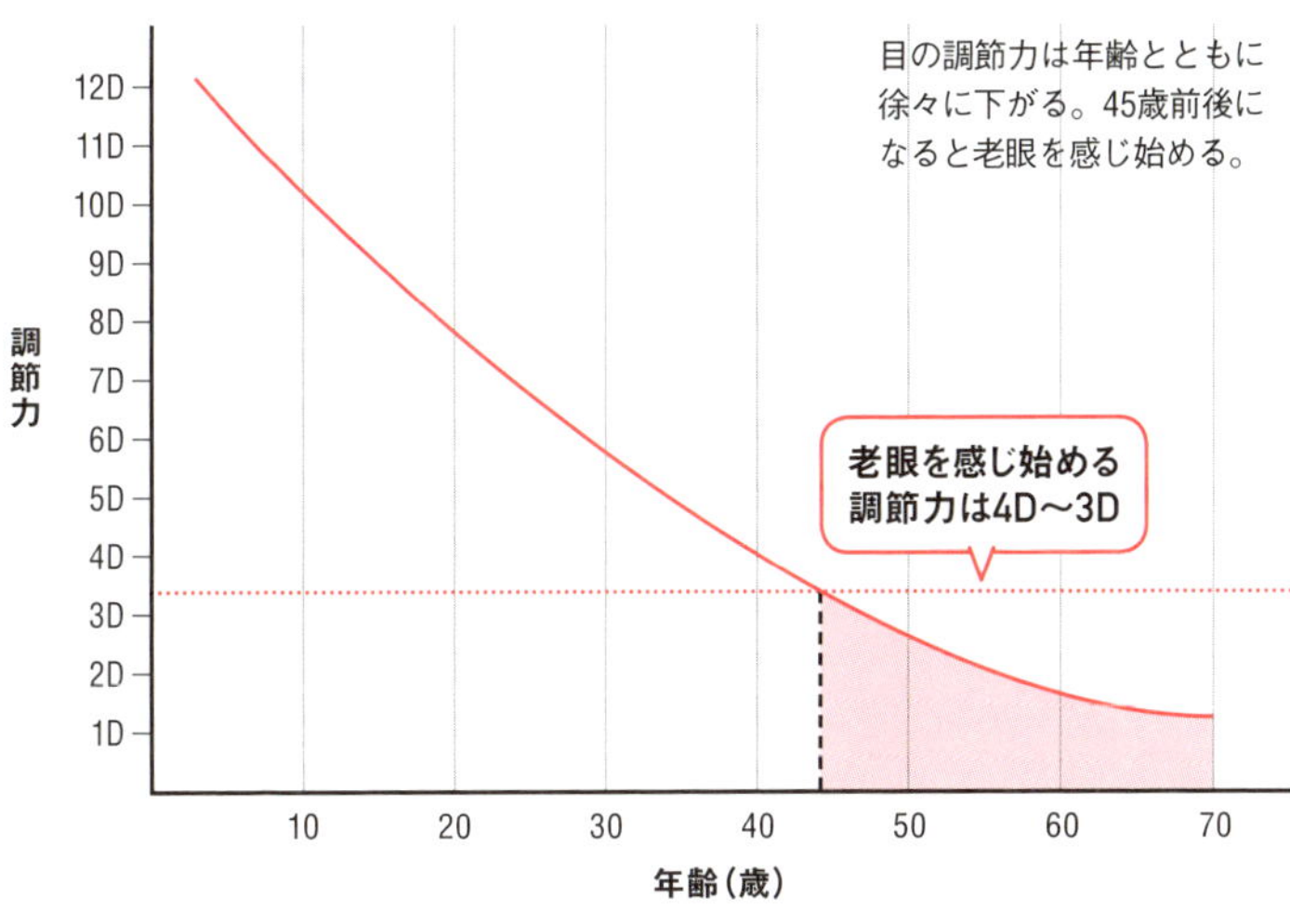

梶田雅義「単焦点レンズ処方」（眼科）より改変

間見ることによるストレス性障害のことです。メカニズムは異なりますが、ピントが合わせづらくなる症状が老眼によく似ていることや、最近特に若者のスマホ依存が強くなっていることから、広く「スマホ老眼」と名付けられたようです。

本書付録の「視力回復 動物カード」の原点となる、近見輻輳票（3点寄り目カード）を考案された眼科医の井村尚樹先生も、スマホ老眼が目の重い疾患だけでなく、身体や生活のさまざまなところに悪影響があると警鐘を鳴らしています。

視力は回復する！

これまでは近視でも老眼でも、一度落ちた視力は回復しないと言われてきました。諦めて眼鏡やコンタクト、手術などで「矯正」する選択肢しかありませんでした。今でも「歳をとったら老眼になるのは当たり前だから、老眼鏡を作ってください」と診察を終わらせる眼科医もたくさんいます。

確かに強度近視を含む軸性近視、乱視、進行しきった老眼など、治るとはいえない屈折障害もあります。しかし、**遺伝や年齢、時代のせいにして諦めるのは、まだ早い**と思うのです。世界を見わたせば、さまざまな研究が進み、近視や老眼の原因も少しずつわかってきています。目と脳の連携メカニズムや生活習慣病の関与なども明らかになり、基礎研究から再生医療、眼科の治療法、矯正ツールに至るまで、日進月歩の進化を続けているのです。

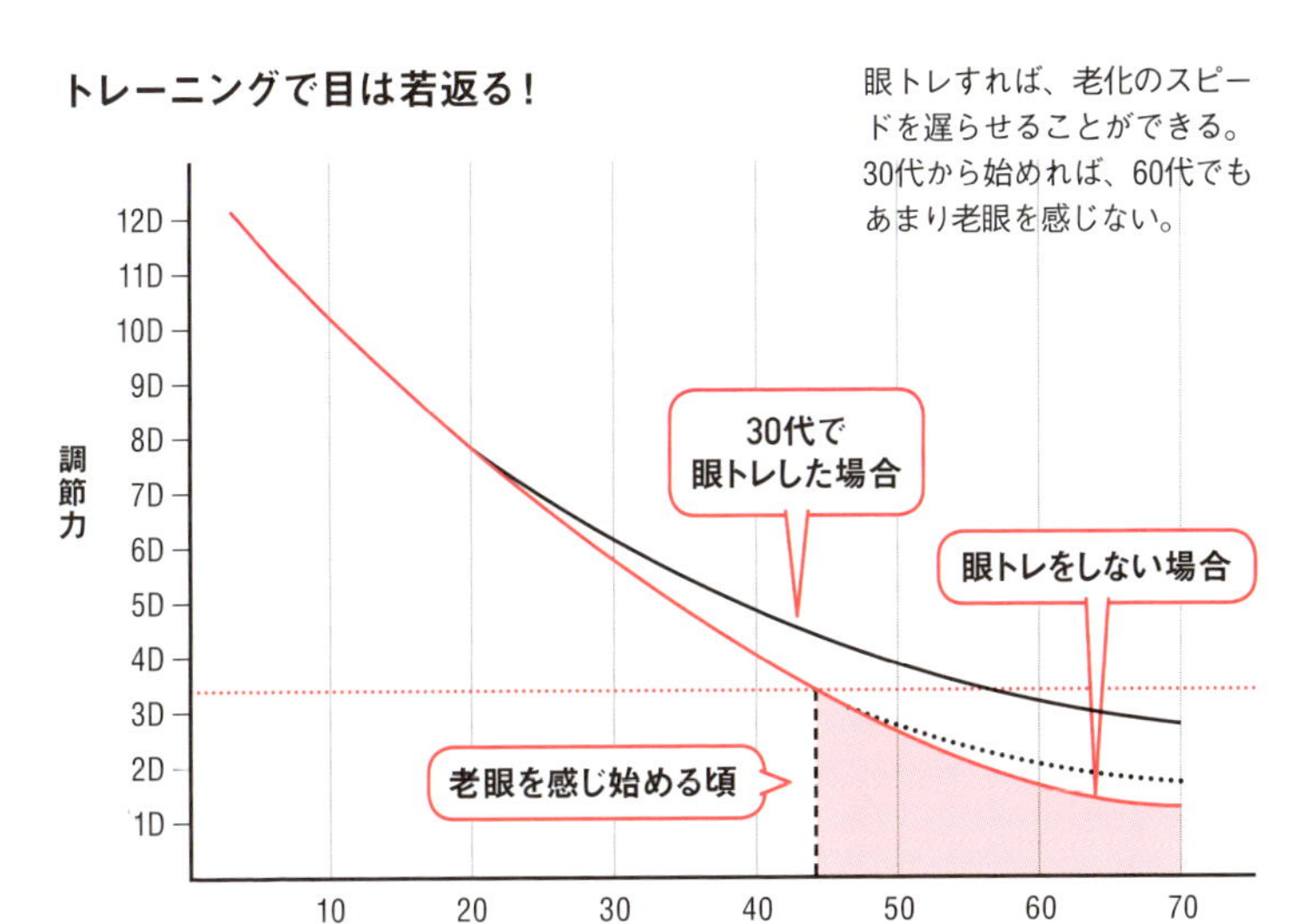

そして論より証拠、実際に眼トレで視力を回復させた人がたくさんいます。

目がよくなることは、生活の質を高め、人生を明るくします。

眼トレには副作用がありません。

取り組む時期が早いほど、効果が実感できます。

さっそく今日から始めましょう！

「目がよくなっただけじゃない！」と、たくさんの声が届いています

私はこれまでも、テレビや本、講演会など、機会があるたびにアンチエイジングと眼トレについてご紹介してきました。林田医師も患者さんの診療や手術、若手医師の指導などを行いながら本も書き、予防と眼トレの大切さをお伝えしてきました。

すると、うれしいことに予想をはるかに超える数の反響をいただくことができたのです。「老眼が治って、孫に本を読んであげる日が増えた」、「ちゃんとお化粧して出かけたくなった」、「人の顔を覚えやすくなった」などなど、**目がよくなったことの喜び以上に、毎日の暮らしが楽になったり、人生そのものが豊かになったりする喜びの声が届きます。**なかには、視力回復に関心を持ったことで目の病気に気づき、早期治療で手術を免れた患者さんもいます。笑われるかもしれませんが、「病院に行かなく

て済んだ」という声は医師として本当にうれしいことなのです。

ここで、実際に眼トレで視力を回復した皆さんの例をご紹介しましょう。
ただし効果には個人差があることをお断りしておきます。

●59歳　男性

私が昨年監修した本を手に林田医師の診察室を訪れたこの男性は、開口一番、**「これを20日間くらい続けたら、本当によく見えるようになって、老眼鏡をほとんど使わなくなったんですよ」**と打ち明けたそうです。持っていたのは、日めくり式眼トレカード『(日めくり)まいにち、眼トレ』です。驚いたのは患者さんの年齢です。老眼でいえば、決して初期の段階ではないはずですが、近見視力検査を行ったら0・9のランドルト環（Cのマーク）が見えるというのです。

では何の相談にいらしたのかと思えば、「これからどうしたらいいのか」というものです。日常生活に支障がない程度まで視力は回復したが、もっとよくなるためのアドバイスがほしいとのことでした。

そこで林田医師が一通りの検査をして、患者さんから病歴や現在の自覚症状、生活習慣などを詳しくヒアリングし、食事や住環境についてのアドバイスを行いました。

結果的には、この患者さんには緑内障の徴候があり、精密検査と治療のために通院していただくことになったのですが、今も眼トレを続けて活き活きとした生活を送られているそうです。

●44歳　女性

週4日、パートでデータ入力の仕事をしているというこの女性は、夕方になって会社を出ると、視界がぼやけるようになり、視力低下を実感したと振り返ります。とりあえず近所の眼鏡店で眼鏡を注文し、意外にもそこで眼トレの話を聞いたそうです。さっそくインターネットで眼トレ関連の本を3冊買い、『最新「眼トレ」5つの方法』（主婦と生活社）の付録「3点寄り目カード」を試したところ、**1カ月ほどで目が疲れなくなってきて、はっきり見えることが増えた**と言います。

そして、**もっと効果があったのは、小学校5年生の息子さん**だったというのです。学校の授業でパソコンを習ってからインターネットの動画やゲームを頻繁にするようになり、どんどん視力が落ちていたのが、厳しい時間制限と眼トレを課したら、**見えにくかった黒板の字が後方の席になっても、ちゃんと見えるようになった**そうです。

先日来、シミと花粉症のご相談で当クリニックに来られた患者さんですが、食事を中心とした生活改善にも取り組まれているので、もっと目もよくなるでしょう。

他にもこんな声が届いています。

- 何かをする度に探していた眼鏡が必要なくなり、ストレスが減りました。
- しょっちゅう段差につまづいていたのが嘘のようです。
- 毎朝、同居する孫と「小学生新聞」を読むのが楽しみになりました。
- 確認書類などを拡大する手間がなくなり、格段に仕事の効率が上がっています。

ぜひ、あなたの声も聞かせてください。

血流アップで全身が若返る

毛様体筋のストレッチでピント調節機能を鍛える「眼トレ」の最大のポイントは血流の向上です。目に酸素や栄養を供給し、老廃物の排出を促す役割を担う血液を、スムーズに流してあげることが肝心なのです。筋肉は水晶体の収縮運動を助けるだけでなく、血液を送るポンプ役も果たします。

その血液は脳をはじめとする全身を駆け巡り、さまざまな組織の吸収と代謝を担うことになります。

つまり血流がよくなれば、次のような効果が期待できます。

＊眼病予防

＊視力回復

＊肩こり、頭痛の軽減
＊肌の保湿力や代謝力が高まり、顔色もよくなる
＊血糖値の改善
＊潤いのある瞳で好感度アップ
＊目のまわりのシワやたるみ、くまが解消される
＊交感神経と副交感神経のバランスがよくなり、精神的に安定する
＊眼球組織の若返り
＊質のいい涙液の分泌
＊線維芽細胞の刺激によるコラーゲン生成
＊物忘れの減少

こんないいことずくめの眼トレ、続けてみませんか？

生活習慣を見直せば、眼トレ効果は倍増

目のまわりの血流改善で、目の健康意識が高まれば、食事、運動、睡眠、ストレスといった生活習慣にも無関心ではいられなくなるはずです。それは当然のことながら、メタボや糖尿病、高血圧といった生活習慣病の予防にも直結します。

私が専門とするアンチエイジングが目指しているのは「究極の予防医療」です。その観点からも、眼トレは、ひとりでも多くの人に実践していただきたい「ヘルスマネジメント」の要となるわけです。

言い忘れていましたが、先ごろ**「見た目年齢が若い人の方が、見た目が老けている人よりも長生きする」という、驚きの研究データが発表されました。眼トレが見た目を若返らせる効果がある**ことは、本書を読んでいただければわかると思います。

あなたが眼トレに関心を持ったことは、健康長寿への大きなチャンスです。

この機会に目が悪くなる生活習慣を改め、目がよくなるエッセンスを取り入れてください。今日よりも明日、明日よりも10年後の人生が明るくなるはずです。

〈目によくない生活習慣〉

〔1〕目の酷使：パソコン、スマホ、テレビ、デジタルゲームなどの長時間操作／手元の作業への長時間集中／頻度の高い洗眼、点眼、こすり目／合わない眼鏡・コンタクトレンズの使用

〔2〕環境：紫外線の浴び過ぎ／目的に合わない照明／エアコンによる乾燥／過度なストレス

〔3〕偏食・過食：脂肪や糖の過剰摂取／野菜不足／食べ過ぎ・欠食／多量飲酒

〔4〕運動不足

〔5〕喫煙

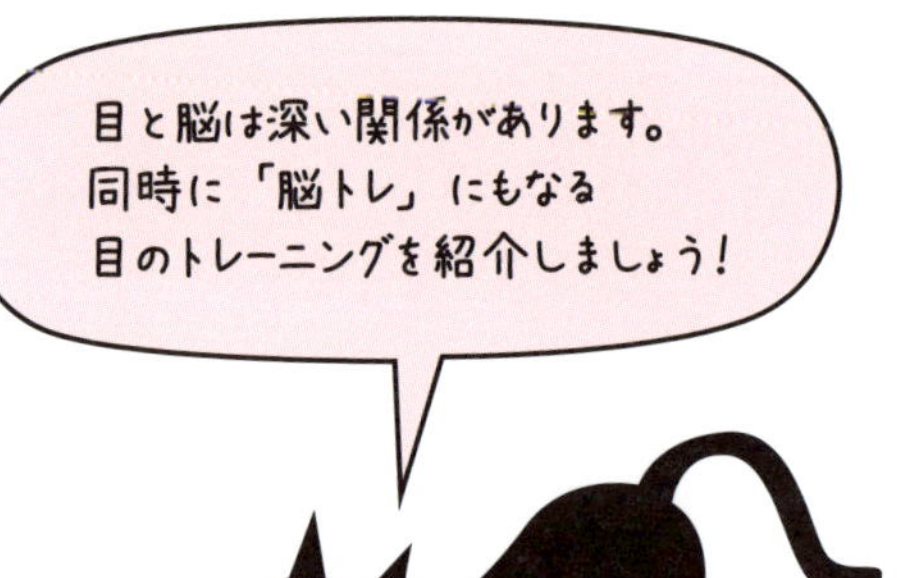
目と脳は深い関係があります。
同時に「脳トレ」にもなる
目のトレーニングを紹介しましょう！

第2章

月曜日から日曜日まで

脳も鍛える一石二鳥の眼トレ1週間

目は、脳との連携なくして「見る」ことができない

人に備わる五感のなかで、もっとも多くの情報を集めるのが視覚です。まだ証明されてはいませんが、その割合は8割とも9割とも言われ、視覚が生きていくうえでとても大切な知覚機能であることは間違いありません。

しかし前の章でもお話しした通り、**見ているのは目だけではありません。脳との共同作業なのです。**「見る」とは、目によって集められ、映し出された光の像を、脳が蓄積データと照合しながら映像化することです。つまり目と脳は、連携しなければ見ることができません。だから、どちらの機能も低下させることなく、むしろ向上させていきたいと思いませんか。

目と脳の働きは相互に影響しあう

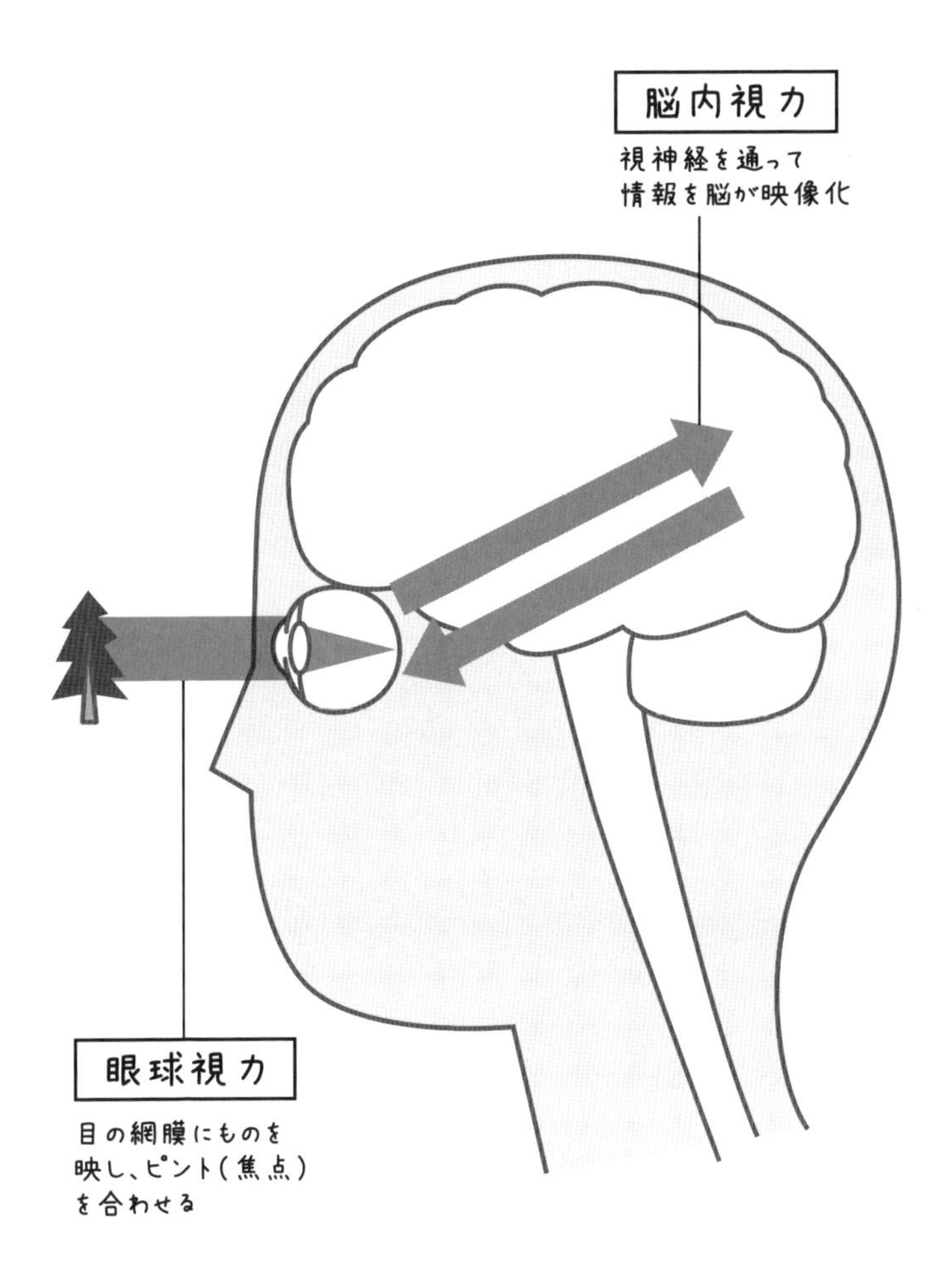

ストレッチ&トレーニングで、楽しく目と脳を活性化！

目に関しては本書全体でお伝えしているので、ここではちょっと脳と視覚についてのお話をしておきましょう。ただし脳は専門外なので、超カンタンに。

まず、目が顔の正面についているにもかかわらず、「脳内視力」担当となる一次視覚皮質のある場所は、頭の一番後ろ側にあります。この長い道のりを一瞬で駆け抜けながら、右目と左目の情報を合体させ、さらに多分野との接続や変換を行っています。つまり、脳はすごいということと、視覚情報はいろいろな機能につながっているということがおわかりいただけたでしょうか。

ついでにもう一つ、おもしろいことに、脳内で眼球を右に動かす部分は足し算（計算の）を、左に動かす部分は引き算を兼務しているという有名な脳科学者の研究もあります。これを読んで、やっぱり眼トレは脳トレになると確信しました。

さらに「見ている」ものと「見る」ものが区別されていることに気づいていますか？逆に「見ていない」のに「見た」ことになっている場合もあります。前者は背景と対象物を区別して、必要な情報だけを選び取っている分離機能。後者はたとえば「眼トレは脳に効きます」や「ビルバリーはアントシアニンを含むことが知らています」といった間違った文章も、さっと読んで理解してしまうことです。経験に基づいた脳の判別能力がなせるワザなのです（傍点カ所は間違い）。

ちょっと前に爆発的に流行り、今でもたくさんの人が実践している**「脳トレ」も、目から得た情報を脳がどれだけスピーディかつ正確に判断して、行動（回答）できるかを訓練する、目と脳の連携トレーニングだということです。**

一方「眼トレ」は、目の筋肉をほぐして血行をよくすることでピント調節力をアップさせる、いわば「目のストレッチ」として考案されたプログラムですが、そこに脳の認知機能や思考力を刺激するエッセンスを加えたのが、今からご紹介する日比野&林田式眼トレ。脳科学でも、見る、捉える、見分けるという脳刺激をバランスよく使うことの大切さが説かれています。**目を動かしながら、感覚、記憶、感情などの脳のさまざまな分野を刺激して、「見る力」を養いましょう。**

特に近くを長時間見続ける仕事や趣味を持っている人、スマホやパソコン、ゲーム機を操作することの多い人、1日の大半を室内で過ごす人には、ぜひ試してほしいと思います。そして何より、仮性近視のお子さんと、老眼予備軍の40代には高い効果が期待できます。実際、格段に視力のアップした患者さんがたくさんいます。

1回1分、楽しく続けて、目と脳を両方鍛える、そんな欲張りトレーニングとなっています。まずは2週間、できれば今日からずっと、たとえば歯磨き前にでも続けてみてください。きっと成果を感じられるはずです。

次のページから
月曜日から日曜日まで、
毎日楽しみながらできる
7つのトレーニングを
紹介しましょう。
究極の「視力回復 動物カード」と
組み合わせて行えば、
脳も刺激されて、
効果はよりアップ!

Training

月曜日

遠近ひらがな言葉

週のスタートから頭がスッキリ!

やり方

名前や場所、「あいうえお」など3~6文字の好きな言葉を3つ決め、時間内に探し出しましょう。余裕があれば、5文字のカタカナ言葉も見つけましょう!

顔を動かさず、目線だけで追うよう注意。初めは目標タイム内に終わらなくとも徐々に時間が短くなればOKです。

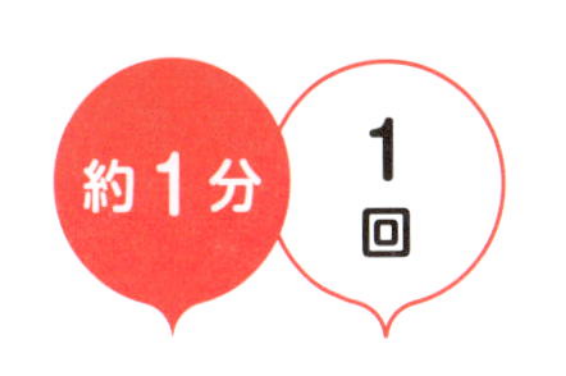
約1分
1
回

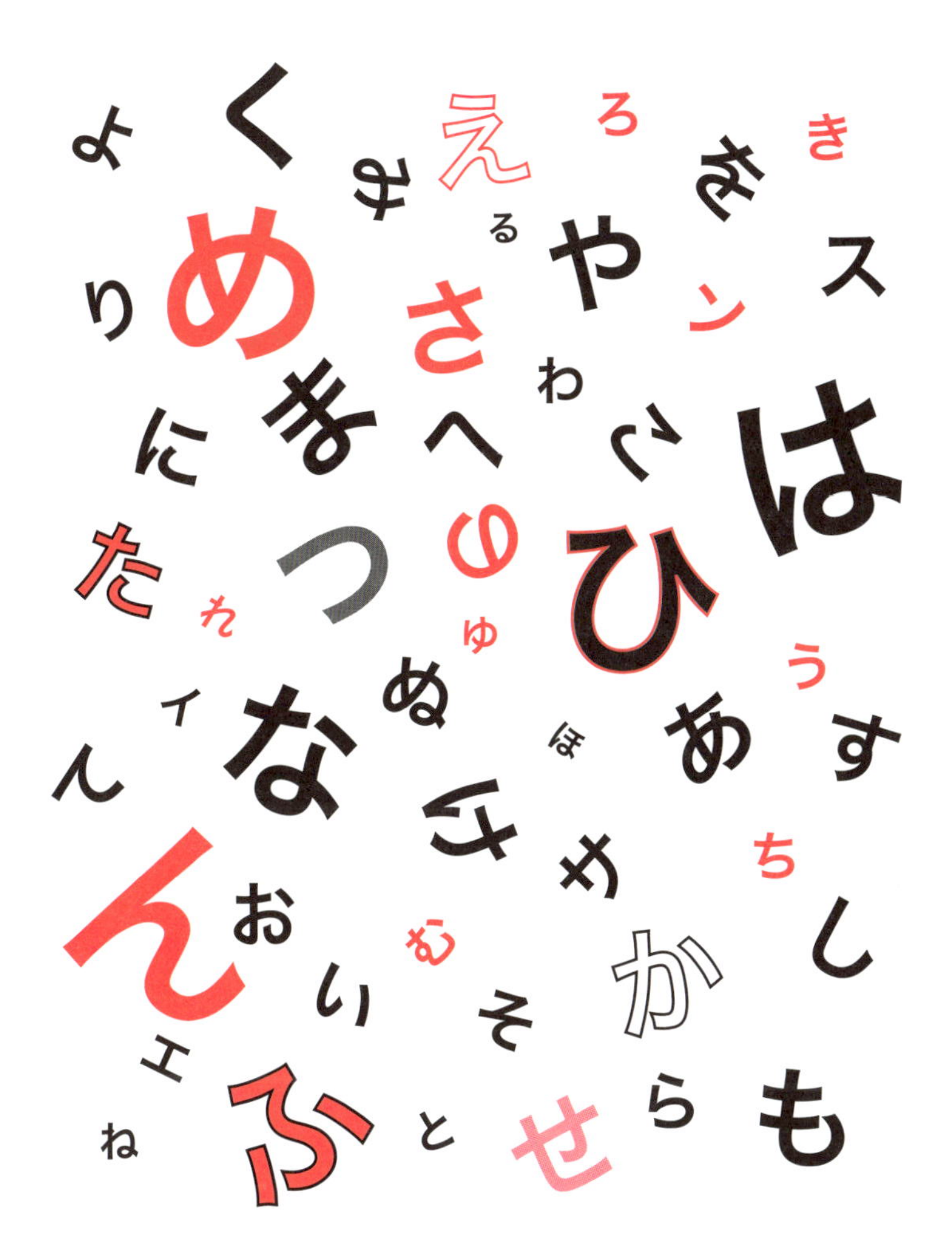

Training

火曜日

ピント維持力と集中力が試されます！

四角らせんトレース

やり方

正面を向いた顔の前に、20〜30㎝離して本を持ちます。
スタートからゴールまで目だけで線を追いましょう。
ゴールに着いたら、スタートに逆行。

顔を動かさず、目だけで追います。途中で目を離したら、最初からやり直し。疲労回復やドライアイ改善にも役立ちます。

約50秒
往復
1
回

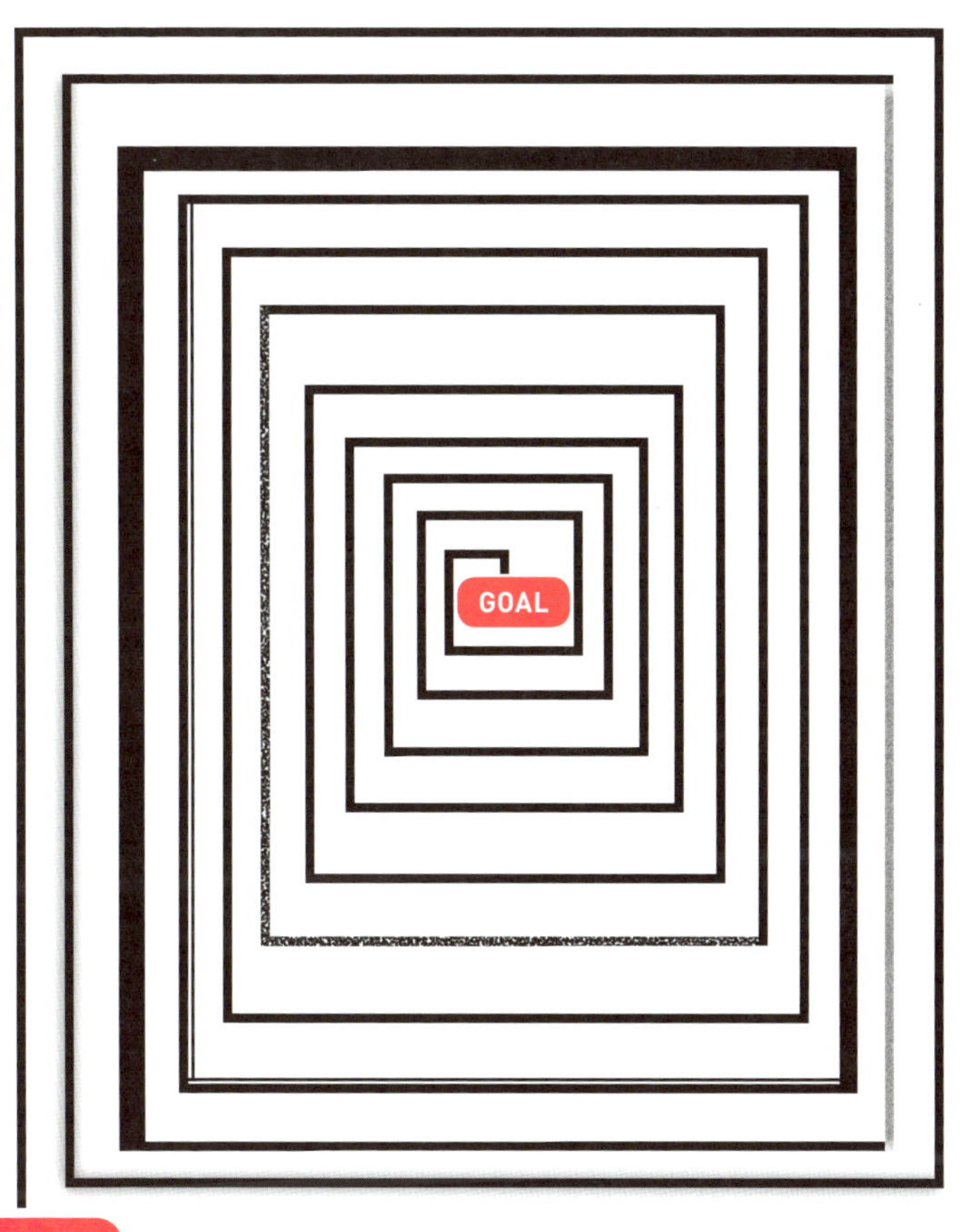
GOAL
START

Training

水曜日

目、脳、指先の連携で認識力をアップ

言葉さがし

やり方

たとえば「じかんわり」など、5文字の単語を決めます。「じ」（濁点のときは「し」でよい）の文字を親指で、「か」を人差し指で、「ん」を中指、「わ」を薬指、「り」を小指で順にタッチ。1分間で繰り返して行います。

慣れてきたら、右手と左手を変えたり、複数の単語を決めるなどしてみましょう。顔を動かさないように注意。

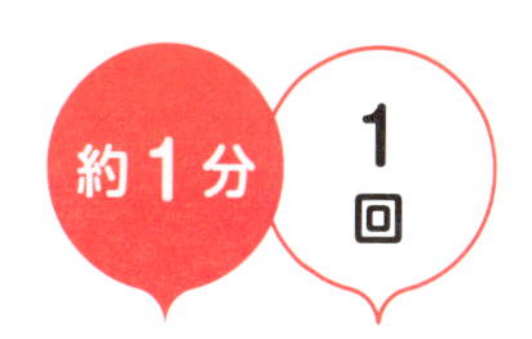
約1分
1回

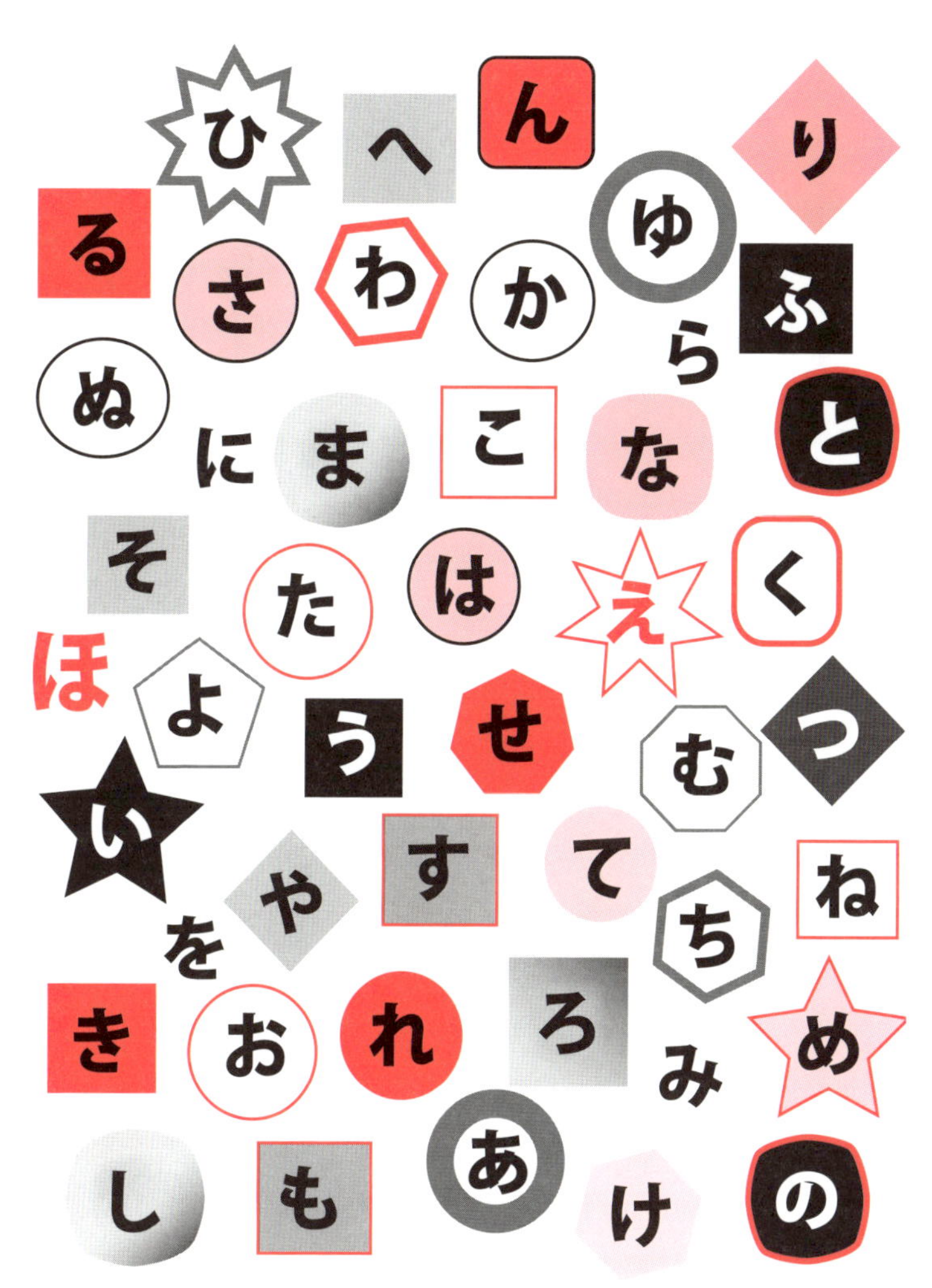
ひ へ ん り
る さ わ か ゆ ふ ら
ぬ に ま こ な と
そ た は え く
ほ よ う せ む つ
い を や す て ち ね
き お れ ろ み め
し も あ け の

Training

木曜日

ドライアイ改善にも役立つ

グルグル迷路

やり方

正面を向いた顔の前に、
20~30㎝離して本を持ちます。
スタートからゴールまで
目だけで線を追いましょう。
ゴールに着いたら、スタートに逆行。

顔は正面を向けたまま、目だけで追っていきましょう。片道約30秒が目標です。難しいときは、指でたどってもOK。

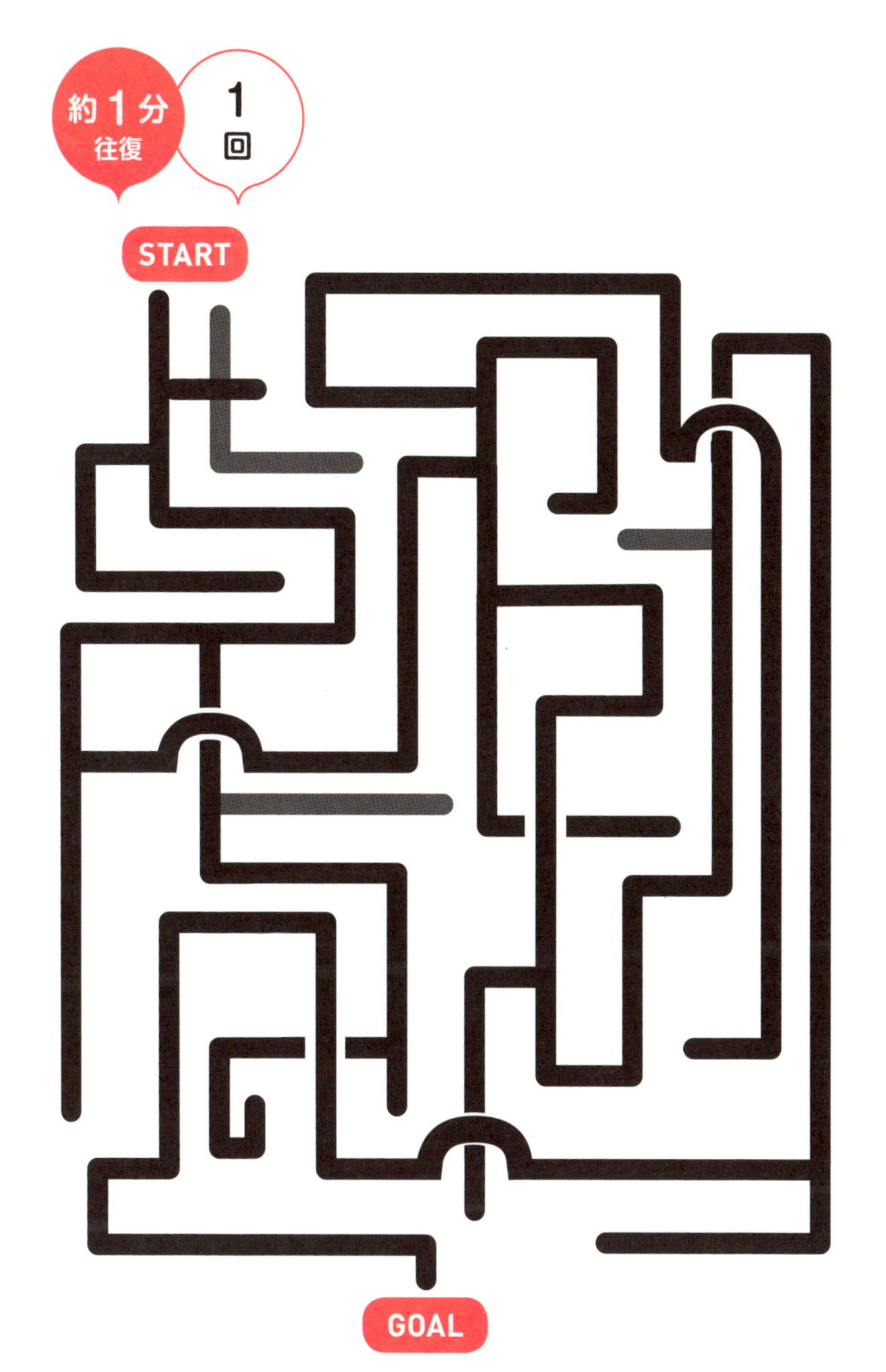
約1分
往復
1
回
START
GOAL

Training

金曜日

疲労回復にもなります
ギザギザ・トレース

やり方

顔から20～30㎝離して本を持ちます。スタートからゴールまで目だけで線を追いましょう。ゴールに着いたら、スタートに逆行。

本の位置を変える、拡大コピーを使うなどで、眼球の動く範囲が広がります。途中で目を離したら最初からやり直し。

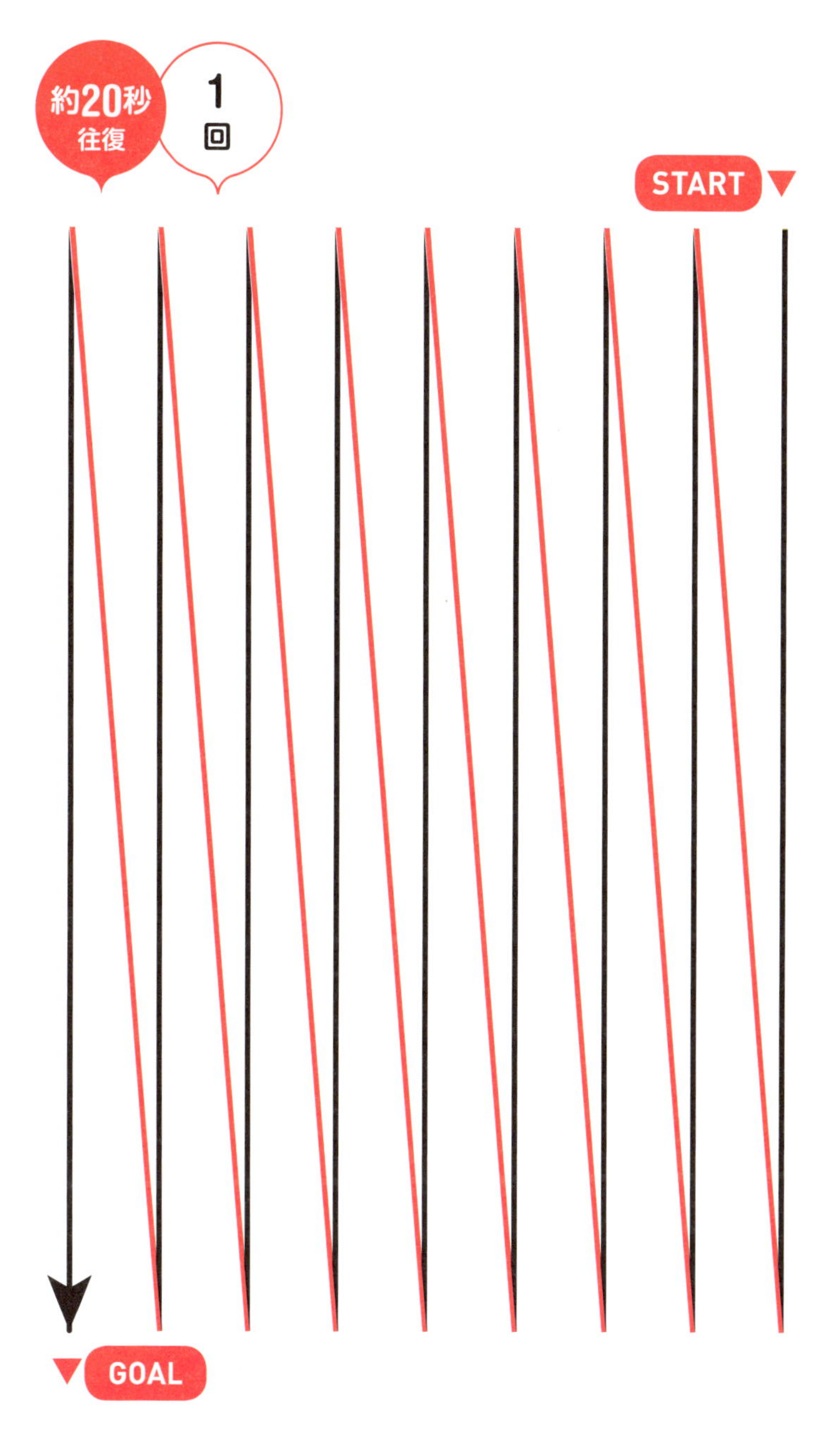
約20秒
往復
1
回
START
GOAL

土曜日

脳をさらに強化できます
数字さがし

やり方

「1」から「31」までの数字を、目だけで順に探し出していきましょう。
次回からは家族や友達の生年月日、郵便番号や電話番号など、身の回りの数字を思い出して探してみましょう。

顔を動かさず、目だけで追うよう注意。初めは目標タイム内に終わらなくともOK。計算を取り入れるのもおすすめです。

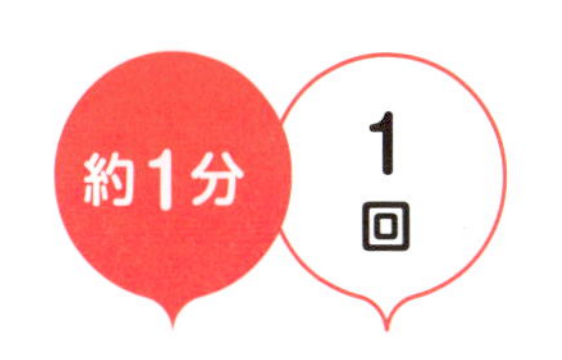
約1分
1回

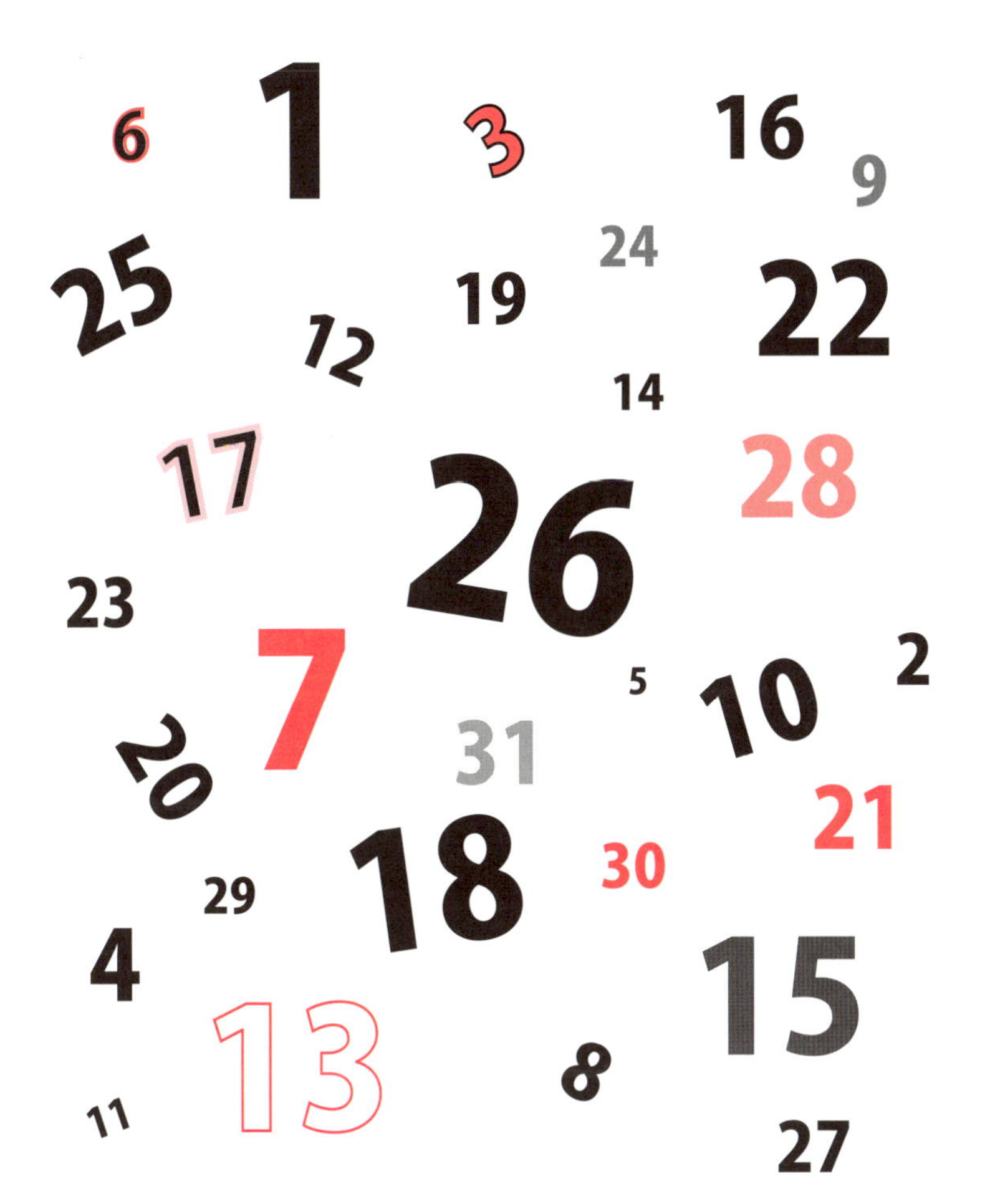
6
1
3
16
9
24
25
19
22
12
14
17
28
26
23
7
5
10
2
31
20
21
30
18
29
4
15
13
8
11
27

Training

日曜日

らせんトレース

気持ちもゆったり落ち着きます

やり方

正面を向いた顔の前に、
20～30㎝離して本を持ちます。
スタートからゴールまで
目だけで線を追いましょう。
ゴールに着いたら、スタートに逆行。

顔を動かさず、目だけをグルグル回しましょう。早くできるようになったら、「ゆっくり」と「素早く」でスピードを変えて2往復。

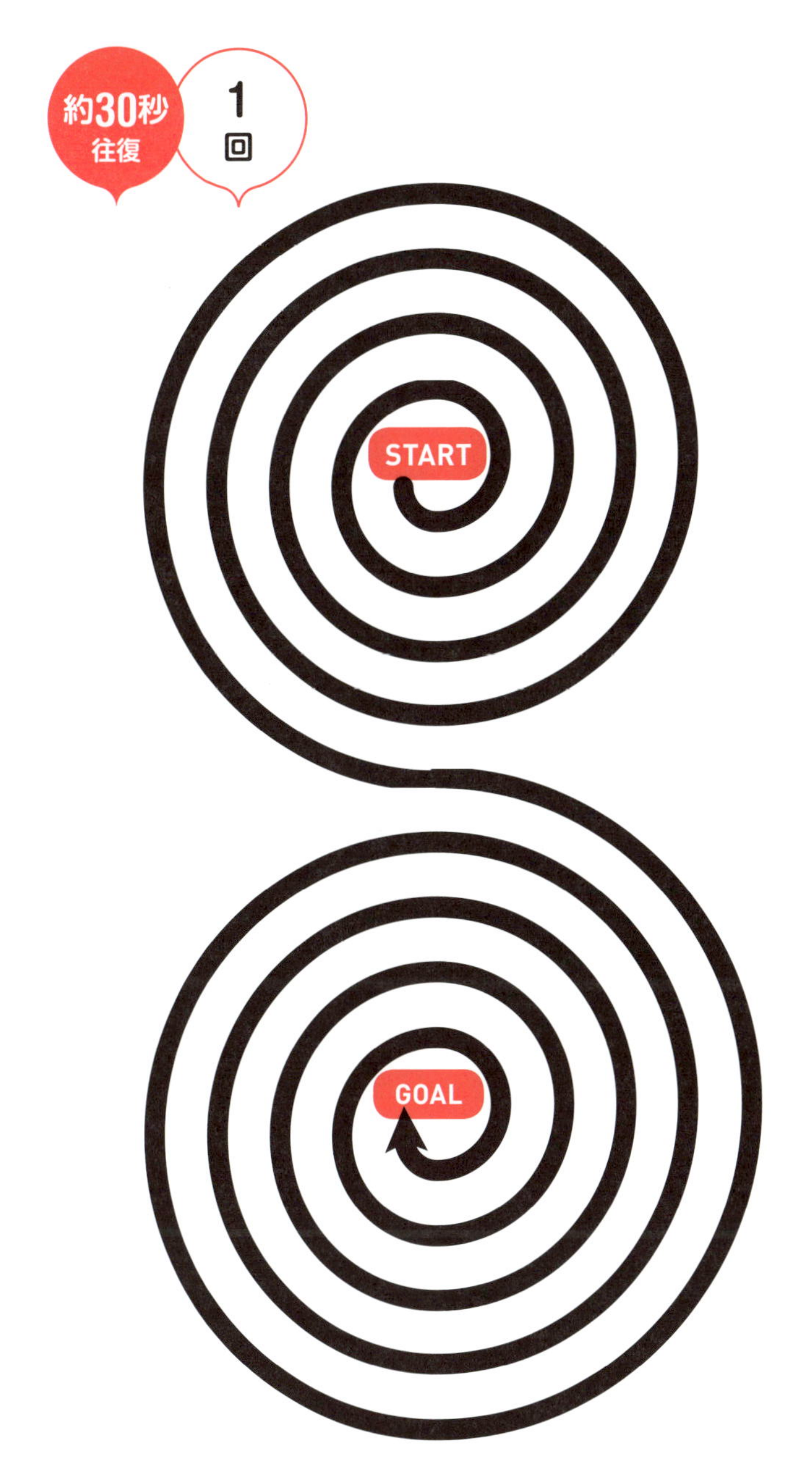
約30秒
往復
1
回
START
GOAL

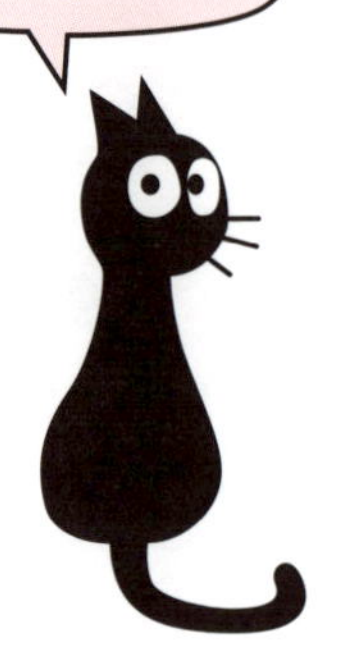
毎日の生活のなかの
“当たり前”を
見直してみよう

第3章

意外と知らない？知って得する！新常識

【食べもの編】

① 目のスーパーフード「カレーライス」を朝ごはんに！

カレーライスは、漢方薬などにも使われるスパイスの力を結集させた「目のスーパーフード」。そもそもスパイスの多くが消化を助け、新陳代謝をアップさせる力を備えているので、効能を知っておいて損はありません。また、**脳内の血流量を増加させ、脳を活性化させる食事として、老若男女におすすめしたい**メニューです。

緑黄色野菜や魚介類といった、目にいい具材をさまざまに組み合わせられる点も魅力。食欲がないときや食事のメニューに困ったときなどは、まずはカレーを選んで、目と脳に喝を入れましょう。活動前、つまり朝ごはんかランチに取り入れるのがベストなタイミングです。

■サフラン

細くなった血管を拡張させるとともに、血液をサラサラにする働きもあるので、代謝と循環に抜群の効果が期待できます。黄色の色素を呈する「クロシン」という成分には、中枢神経の活性化と記憶力の向上をサポートする働きもあります。

■ターメリック（ウコン）

主要成分の黄色い色素「クルクミン」には、肝機能を高めコレステロール値を下げる効果があります。近年は抗酸化作用やアルツハイマー型認知症の予防効果も話題に。

■カルダモン

交感神経を刺激して、心身ともに活性化させます。口臭予防にも。

■シナモン

毛細血管を強くして全身の血行を向上させるので、冷えやシミ、シワの改善に貢献します。また高血糖時の血糖値を下げる効果や抗菌作用、整腸作用もあります。

■ニンニク

滋養強壮、免疫力の向上、高い抗菌力など、元気になれるスパイスの筆頭格です。

②目にはドリップよりインスタントコーヒーがいい

コーヒーを眠気覚ましとして飲む人も多いはず。それはコーヒーに含まれるカフェインの覚醒作用や強壮効果が広く知られているからでしょう。確かに適度な量のカフェインを摂取することは、疲労の軽減や認知と短期記憶の向上、集中力の維持に効果的であると言われています。さらに、肝臓がんやパーキンソン病の予防になるとの論文も多数発表されています。

ただし、カフェインもまた、過ぎたるは及ばざるが如し。過剰摂取は中毒症状をはじめ、脱水症や胃炎、不眠症のリスクを増加させるデメリットも持ち合わせています。どんなに眠気と闘わなくてはならない場面でも、含有量の多いドリンク剤などを大量に飲むようなことは避けてください。

目安として挙げるならば、アメリカ食品医薬品局（ＦＤＡ）のガイドラインでは、

1日に約400グラムが上限とされています。コーヒーに換算すると3～4杯（焙煎(ばいせん)具合や濃度、カップの大きさによっても異なります）。実はこの3～4杯という数字、国立がん研究センターの調査では、まったく飲まない人に比べて死亡率が24％も低いことが報告されています。

それに関連して、コーヒーに豊富に含まれるポリフェノール「クロロゲン酸」の抗酸化作用や抗ウイルス活性が、糖尿病や動脈硬化、がんの予防に関与しているとの報告も相次いでいます。独特の香り（アロマ）のリラックス効果や、体脂肪の分解酵素（リパーゼ）を活性化させる働きも見逃せません。

そんな多彩な顔を持つコーヒーですが、**目にとっては、意外にもドリップコーヒーよりインスタントコーヒーの方が優れています。理由はナイアシン（ビタミンB_3）の含有量。視神経や粘膜の健康をサポートするナイアシンは、熱に強い特性もあり、熱いお湯を注いでも大丈夫なのです。**

ゆったりとアロマを愉しみながらドリップするもよし、手っ取り早くインスタントを使うもよし。生活の中にコーヒーを取り入れてはいかがでしょうか。

③ コンビニで選ぶなら、うどんより蕎麦を

生活習慣病患者の増加や糖質ダイエットブームで、血糖値の急上昇をいかに抑えるかが、多くの人の課題になっている昨今。トクホの飲料や専用サプリメントも飛ぶように売れていると言います。確かに好きなものをお腹いっぱい食べても太らず、病気を予防したい気持ちはわかりますし、私も適度に利用しています。

しかし、ちょっと意識を変えて食べ物を選ぶだけで、目にも体にもお財布にもやさしい食生活を送ることができます。

重要なポイントは、食事による「酸化」と「糖化」を減らすこと。酸化＝サビを防ぐ抗酸化成分（ポリフェノールや乳酸菌など）を積極的に摂取すると同時に、糖化＝コゲの少ない食品や組み合わせを選ぶということです。

抗酸化成分については、他のページでも紹介しているので、ここでは「糖化」に着

目した選び方の例をご紹介しましょう。

糖化とは、タンパク質が糖と結びついて変性することです。たとえば、肉が焼けると赤身が消えて焦げる色に変わったり、砂糖水を煮詰めると褐色のカラメルになる現象で、一度糖化が起こると、もとの状態に戻すことはできません。糖化の進行は、白内障や加齢黄斑変性といった目の病気だけでなく、動脈硬化のリスクも高めます。

そこで糖化しにくい食品を選ぶ際に参考としたいのは、GI値（グリセミック・インデックス）という、食べ物が体内で糖に変わるスピードを表した指標です。**スーパーやコンビニで主食を購入するときも、白米より玄米、小麦粉より全粒粉を選べば、血糖値の上昇を緩やかにすることができます。麺類だって、うどんよりパスタ、パスタより蕎麦、という具合に選びましょう。**

しかも蕎麦には、穀類で唯一、抗酸化成分の「ルチン」が豊富に含まれています。毛細血管を強くしたり、弾力を高める効果も認められている「ルチン」1日分の必要量が、蕎麦一人前で摂取できます。角膜や網膜を守るビタミンBも豊富に含む蕎麦は、目とアンチエイジングの優秀食品なのです。

④ 食べる順番を変えて、糖化を抑制

前項で紹介した「糖化」を抑える食事には、食品そのものを選ぶだけでなく、食べる順番を選ぶ方法もあります。

それは、GI値の低い食品から食べるだけです。

GI値となる数値は、食べたブドウ糖が体内で糖に変わるスピードを100として、各食品のスピードを相対的に表したもの。左図のような、低中高の3グループに分けてみました。できるだけ「低」GI値の食品群から食べるように心がけてください。

さらに大まかに言ってしまえば、

野菜・きのこ類・海藻・卵 → 肉・魚介・豆類 → 穀類・酒・菓子

といった順で高くなります。ただしなかには、にんじんやそうめん、あんこなど、カロリーは低めなのにGI値はとても高い食品がありますので、注意が必要です。

主な食材のGI値

「低」GI値（30以下）

食材	GI値
ところてん	11
コーヒー	16
昆布	17
くるみ	18
ひじき	19
こんにゃく	24
しめじ	27
長ネギ	28
卵	30
プロセスチーズ	31
納豆	33

「中」GI値（40〜55）

食材	GI値
青魚	40
豆腐	42
油揚げ	43
しじみ	44
豚・鶏もも肉	45
ハム・ソーセージ	46
かまぼこ	51
蕎麦（乾）	54
バナナ	55

「高」GI値（56〜70以上）

食材	GI値
玄米（炊飯）	56
すいか	60
パイナップル	65
スパゲティ（乾）	65
かぼちゃ	65
インスタントラーメン	73
生うどん	80
いちごジャム	82
精白米	84
じゃがいも	90
食パン	91
フランスパン	93
グラニュー糖	110

血糖値の上昇を緩やかにするには「食べる順序」が肝心

野菜・きのこ類・海藻類、卵

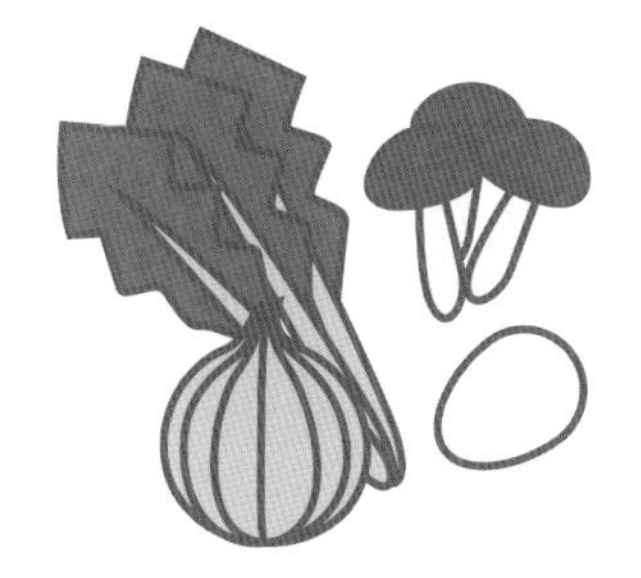

↓

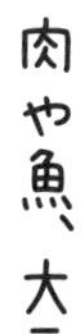

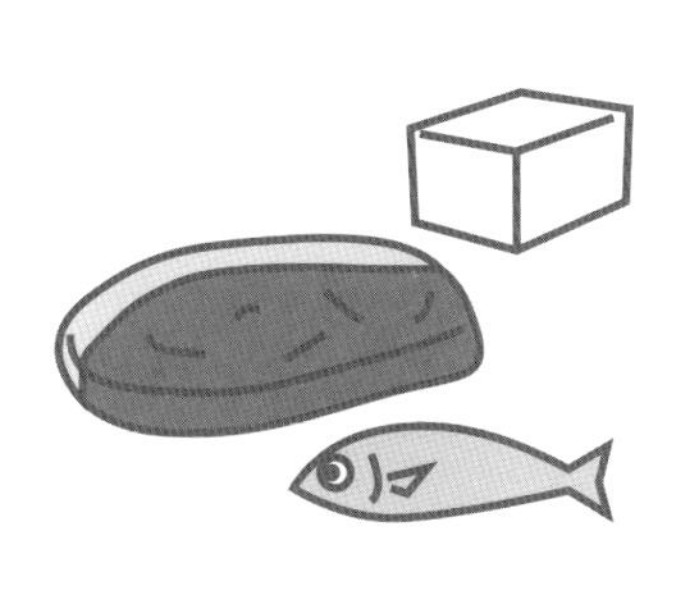

↓

米、パン、イモ類

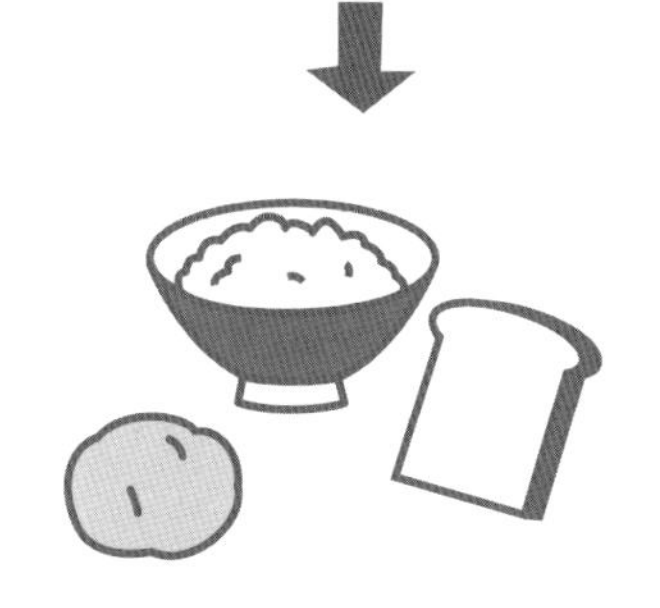

⑤ お茶も選べば、目はもっと輝く

温かいお茶を飲むこと自体、血流をうながしたり、ストレスを癒したり、ビタミンなどの栄養を摂取できたりと、目を健やかに保つうえでとても効果的です。なかでも私のおすすめは次の4種。目を元気にする成分を手軽に摂れる優秀ドリンクです。

緑茶

ポリフェノールの一種で、血行促進や抗酸化作用、自己免疫性疾患の予防に効果のあるBGCG（エピガロカテキン ガレート）を多く含む緑茶。煎茶にはやや熱めの80度以上で、抽出度がアップします。一方、ペットボトル入り緑茶の合成ビタミンCは、活性酸素を発生させるので要注意です。

アイブライト

ヨーロッパでは目に効く薬として古代ギリシア時代から使われてきた植物(日本名：コゴメ草)。抗炎症作用に優れた「アウクビン」や抗酸化成分「ケセルチン」、カテキン類の「タンニン」などを豊富に含み、炎症や充血、眼精疲労、アレルギー症状などを緩和。視力回復効果も注目されています。

メグスリノキ茶

カエデ科の「目薬の木」を煎じたお茶で、江戸時代には目の特効薬でした。抗菌・収斂作用のあるタンニンを含み、アレルギー性結膜炎やものもらいの改善に加え、白内障の進行を止める効能も報告されています。血流アップによって、かすみ目や眼精疲労、動脈硬化予防にも効果があります。

ジャーマンカモミール

白内障の予防効果で再注目。多種あるカモミールの中でも薬草となるのはジャーマン種とローマン種。抗炎症作用のある「カマアズレン」と抗糖化作用のある「カマメロサイド」の働きが、目の糖化を防いでくれます。肌や血管のアンチエイジングティーとしても、本当におすすめです。

⑥ ブルーベリーより原生種ビルベリーを選んで◎

ブルーベリーはポリフェノールの一種である「アントシアニン」を多く含む食品の代表格です。確かにこの**「アントシアニン」が、目の暗順応（暗い場所での見やすさ）やピント調整の改善に効果的であることは数々の研究で証明されています。**

また「アントシアニン」には優れた抗酸化作用があり、血管の強化や細胞組織の酸化防止にとても役立ってくれます。

ただし、目に効果があるとされる1日あたり30g前後を摂取するには、茶碗1杯以上のブルーベリーを毎日のように食べなければなりません。効率を考えれば、ブルーベリーに比べて2~3倍の含有量がある原生種ビルベリーを食べるか、濃縮されたサプリメントに頼るのがおすすめです。

ちなみに「アントシアニン」は、シミやシワ、生理不順、骨粗しょう症の改善など、女性にはうれしい効果も期待できますので、積極的に取り入れてほしい成分です。

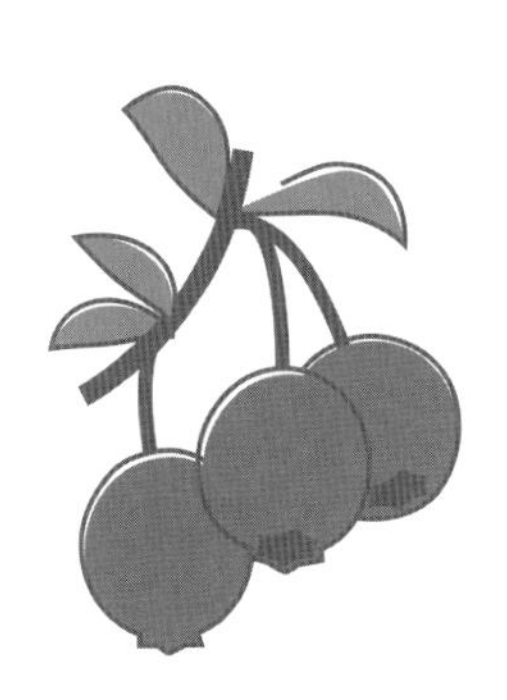

⑦ 長寿のお酒も1日1合まで

がんばって働いた後のビールや親しい人とおしゃべりしながらのワインはとてもおいしいものです。なかにはお酒を飲まないと寝つきが悪いという人もいます。

実は毎日適量のお酒を飲んでいる人の方が、まったく飲まない人や時々飲む人よりも死亡率が低いというデータが発表されて以来、飲酒量と死亡率の関係について、さまざまな研究が進められています。中にはアルコールが心臓疾患を予防するＨＤＬコレステロール（善玉コレステロール）を増やし、ＬＤＬコレステロール（悪玉コレステロール）を減らす働きがあるとの研究結果も。

それぞれの研究には賛否両論ありますが、アルコール（エチルアルコール）が人体に良い成分であるとはまだいえません。むしろ適度な飲酒による作用や習慣が、結果として健康をもたらすということでしょう。たとえば食前酒は、胃腸の蠕動（ぜんどう）運動を刺激して消化を助けます。楽しい酒席は、脳内物質のドーパミンやセロトニンの分泌を促して、ストレスを解消してくれます。

一方で、2合以上の飲酒で脳が萎縮するという調査結果があります。脱水症状や薬が効かなくなる状態（薬剤耐性）も招く多量飲酒は、どうか控えてほしいと思います。もし飲み過ぎてしまったときには、肝機能を高めるグルタミン、アラニン、オルニチンを多く含む貝類を積極的に食べるようにしてください。

私のおすすめは、グラス1～2杯の赤ワインかカシスオレンジを食前に飲むこと。

赤ワインには「レスベラトロール」という、高い抗酸化作用を持つポリフェノールの一種が豊富に含まれています。**糖が少ないのも魅力的なこのレスベラトロールには、がん細胞の増殖を抑える力や動脈硬化の改善作用があり、目の血管を拡張させる効果も報告されています。**

またカシスには、前項でも触れた「アントシアニン」が数種類含まれており、視力に関わる効果だけでなく、シミやシワ、目の下のくまを予防する効果もあります。

⑧ 目に効く最強フードは?

この章では、目にとって優れた効果を持つさまざまな成分や食品に関するお話をしてきましたが、ここで思いきってまとめてみましょう。**目を生き生きと輝かせる成分を持ちながら、全身の酸化と糖化も防ぐ最強フードを3段階に分けてご紹介します。**

たとえピラミッドの一番下でさえ、**毎日でも摂ってほしいスーパーフードです。**アンチエイジング専門医と眼科専門医がタッグを組んだ、本書ならではのアイフーズ・ピラミッドです。キッチンに貼ったり、スマホで撮影して持ち歩いたり、何を食べるか迷ったときの参考にしてもらえれば嬉しい限り。

ただし、**私たちの考える食の基本は「バランスよく」と「腹六分目」**。同じものばかりを食べたり、食べ過ぎたりしては意味がありません。それと、できれば親しい友人やときめく異性、愛する家族と楽しく食べて、脳と消化器も活性化させてください。

積極的に摂りたいアイフーズ・ピラミッド

高
目によい食品
低
くるみ
ビルベリー
ほうれん草
トマト　いちご
サーモン　エビ
いか　いわし　牡蠣
蕎麦　エゴマ油
ひまわり油　赤ワイン
サバ　たこ　豚肉　鶏レバー
豆腐　玄米　ブロッコリー
にんにく　玉ねぎ　にんじん
ぶどう　チーズ　わかめ　しじみ
きのこ　納豆　シナモン
ココナッツオイル　ターメリック　卵
アーモンド　オクラ　アスパラガス
かぼちゃ　アボカド　まぐろ
大麦　ヨーグルト　オリゴ糖
味噌　コーヒー

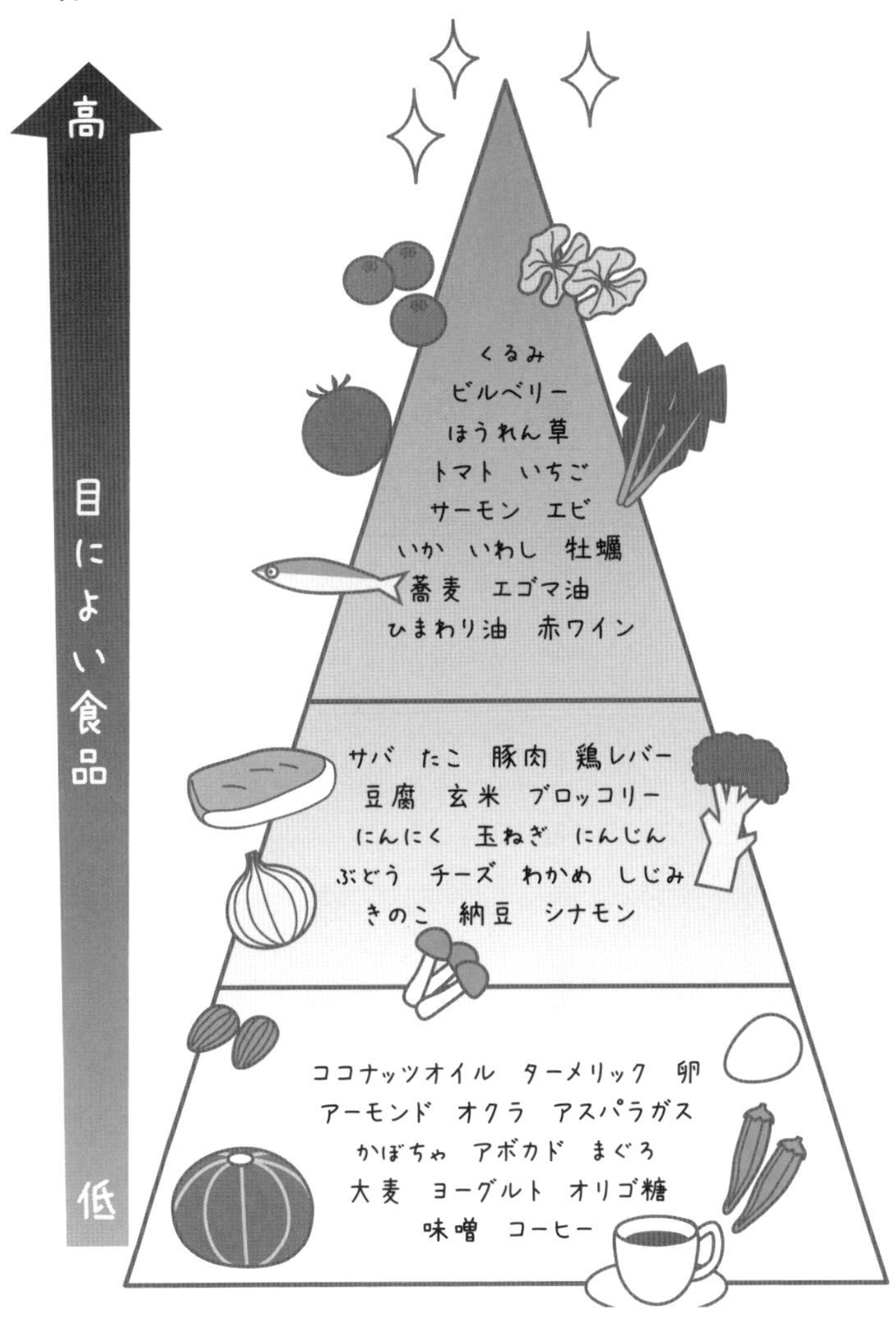

Column 1

究極の視力回復メニュー

毎日ちょこっと×5食でアンチエイジングにも効果テキメン

視力回復とアンチエイジングを両立させたい、高カロリーで高GIのものだって食べたい！　というあなたの気持ち、よくわかります。実は私たち姉弟も食べることが大好きで、以前は今より10kg以上も太っていました。

そこで見直したのが、食べる順番と食べ方です。**血糖値の急上昇と余分な吸収を抑えて効率よく代謝させるには、腹六分目くらいの軽い食事と少しの間食を3時間ごとに食べるという方法にたどり着いた**のです。もちろんバランスやGI値、含有成分も考えながら。今回は1日分のサンプルメニューをご紹介しますので、ぜひ眼トレと一緒に試してみてください。

視力回復メニュー 1 朝食

- **ホワイトオムレツ**（２個分の卵白、塩、豆乳、メープルシロップをよく混ぜて、ひまわり油で焼く）
- **カプレーゼ**（トマトとモッツァレラチーズを輪切りにし、オリーブオイルとバジルをかける）
- **インスタントコーヒー**（ブラック）

視力回復メニュー 2 10時のおやつ

- **グラノーラ**（玄米など糖質が低いものを選ぶとよい）
- **緑茶**

視力回復メニュー 3 昼食

- **グリーンカレー**（にんにく、玉ねぎ、鶏肉、なす、しめじ、オクラを順に炒め、市販のカレーペーストを入れて10分煮込む。ご飯の代わりにゆでたブロッコリーにかける）
- **ヨーグルトドリンク**

視力回復メニュー 4 3時のおやつ

- **ホットヨーグルト**（プレーンヨーグルトを500Wの電子レンジで約40秒温め、バナナ、くるみ、オリゴ糖をかける）
- **ハーブティ**

視力回復メニュー 5 夕食

- **赤ワイン**（食前）
- **玄米ご飯**
- **豆腐とほうれん草の味噌汁**
- **たことわかめの酢の物**
- **刺身**（鯛、まぐろ、サバ、いくら）

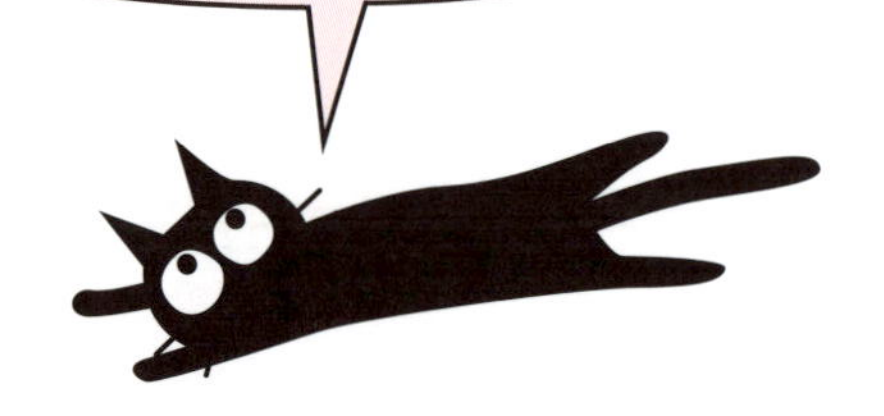
毎日の暮らし方も大切です。
あなたの知っている目の常識、
もう古いかもしれません……

第4章

意外と知らない？知って得する！新常識【暮らし編】

⑨「眼鏡をかけたら視力悪化」の嘘ホント

これは本当によく聞かれることですが、眼鏡をかけたらよけいに目が悪くなるなんて、まったく根拠がありません。少なくともそれを裏づけるデータがありません。

先にお話ししたように、**視力低下を招く原因は、ほとんどの場合が環境です。**たとえ眼鏡をかけて以前よりよく見えるようになっても、**目を酷使したり、ブルーライトや紫外線を浴び過ぎたりなど、環境を改善しなければ裸眼視力は低下してしまいます。**

それと、合わない眼鏡をかけている人がとても多いことに驚きます。眼科を訪れる患者さんのなかには、「この眼鏡、10年以上愛用しています」とか、「こめかみに跡がつくのが嫌でほとんどかけていないんですよね」など、明らかにご自身に合っていない眼鏡を持ってこられる人がいます。

一般的な眼鏡は、視力を回復させる器具ではありません。不足した視力を〝補う〟道具なのです。しかも眼鏡をかけたからといって、遠くも近くも、明るい場所でも暗い場所でも、広い視界で歪みもなく見える、なんていう「目がいい人」のようになれるわけではありません。過度な期待から「よくならなかった」＝「悪くなった」と捉える人もいるでしょう。

眼鏡は検査やカウンセリングによって、人それぞれの視力や生活環境に応じた矯正度合いの製品が選ばれます。それが実際の使用環境に合わない状態で使い続けると、かえって視力が低下してしまうこともあります。

さらにコンタクトレンズは、眼鏡よりも装用する環境や方法、製品の質などが視力に大きな影響を及ぼします。たとえばカラーコンタクトのようにファッション性を重視するコンタクトのなかには、酸素透過率の低いものがあるので、注意が必要です。

眼鏡やコンタクトの装用に関係なく、裸眼の環境、健康状態をよりよくしてあげることを何より大切にしてください。

⑩ 水道水で目を洗うと目を傷める！

私たちが子どもの頃は、学校でプールに入った後は、二つ並んだ噴水のような蛇口で必ず目を洗うよう指導されました。今でも備えつけてある公共のプールやスポーツジムなどを多く見かけます。

でも、ちょっと待ってください。実は以前から**水道水で目を洗うことは、かえって目を傷めることがわかっています。**

その原因は塩素。水道水に含まれる塩素は、角膜や結膜の上皮細胞だけでなく、目を保護しているムチンという粘膜層を洗い流したり、傷つけたりします。それが水道水より多くの塩素を含んだプールの水で一時的にドライアイのような状態になった目に、勢いよく水道水を浴びせるわけですから、目はたまりません。

プールで泳ぐときはなるべくゴーグルをして、上がった後も洗ったり、こすったりしないように気をつけてください。

また、プールに限らず、入浴中やコンタクトレンズを外した後、花粉症シーズンなどに洗眼液で毎日のように目を洗う方がいらっしゃいますが、それもムチン層を壊してドライアイを引き起こす原因になります。カップを使うタイプであれば、せっかくまつ毛とまぶたがブロックした埃やウイルスを目に入れてしまう可能性もあります。

目に異物が入ったり、あまりにも花粉症がつらいときなどは使った方が効果的なことも多いですが、習慣的に目を洗うことはおすすめしません。

そもそも目には、「涙」という有能な洗浄&保護液が備わっている、ということを忘れないでください。

⑪ 目も肌も、「こすらず保湿」が大原則

「目をこすっちゃダメ」というのは、誰もが小さい頃から言われてきたはずです。

それでも人は日常生活のいろいろな場面で目をこすり、そして乾燥させています。

たとえば、洗顔。バシャバシャ、ゴシゴシと洗ったり拭いたりしていませんか。けっこうやさしく洗っているつもりでも、こすり洗いを繰り返しているケースが多いものです。しかも**お湯で洗えば、必要以上に目や皮膚の油脂を洗い流しています。**

他にもテレビの感動シーンを見ながらティッシュでこすったり、視界がかすんだときに目頭を指先でつまんだり、コンタクトレンズや目薬を入れるために指でまぶたをこじ開けたり、単に目がかゆかったり……。

顔の皮膚は、食事や会話、表情の変化など、筋肉を柔軟に動かさなければならない

ために薄く、やわらかくできています。特に目のまわりは、1日に1万5千回とも言われるまばたきの負担を軽くするため、非常に薄くなっています。また皮脂腺が少なく、骨の上にあるわけでもありません。

そんな弱い部分をこすれば、摩擦という刺激による悪影響が生じます。たとえば腫れ、むくみ、たるみ、クマ、シミといった外見的な作用。さらに眼球自体をこする習慣がついてしまえば、角膜が傷ついたり、結膜浮腫や水晶体の屈折異常を引き起こしたり、ひどいときには網膜剥離にもなりかねません。

目を守るうえでは「こすらない」が大前提ですが、保湿もカギを握ります。一番の保湿薬が涙であることは間違いありません。それでも乾きを感じたときは、防腐剤の入っていない点眼薬、プラセンタやヒアルロン酸などの保湿美容液パック、ナノ粒子の加湿器なども効果的です。ちなみに共著者の林田（眼科専門医）は、フレーム側面に水を入れるタンクがついた「保湿メガネ」を手術中も愛用しています。

⑫目を守るサングラスの絶対条件

毎年少しずつサングラスをかける人が増えていると感じているのは、私だけではないはずです。音楽チャートを賑わすアーティストや人気ファッションモデルの影響で、若い子たちの装用率はずいぶん上がったと思います。意外にも家族のケアを通じて健康情報に敏感になったママさんたちがかけている姿もよく見かけます。

しかし、ファッション性だけを重視したタイプや雑貨屋さんの安価なサングラスには、ＵＶカットレンズが使われていないケースがとても多いようです。それではせっかくサングラスをかけても、本来の目的を果たしません。**それどころか、レンズの色が濃いだけでＵＶカット仕様でなかったら、瞳孔が開いた目が余計に紫外線を浴びることになってしまうのです。**

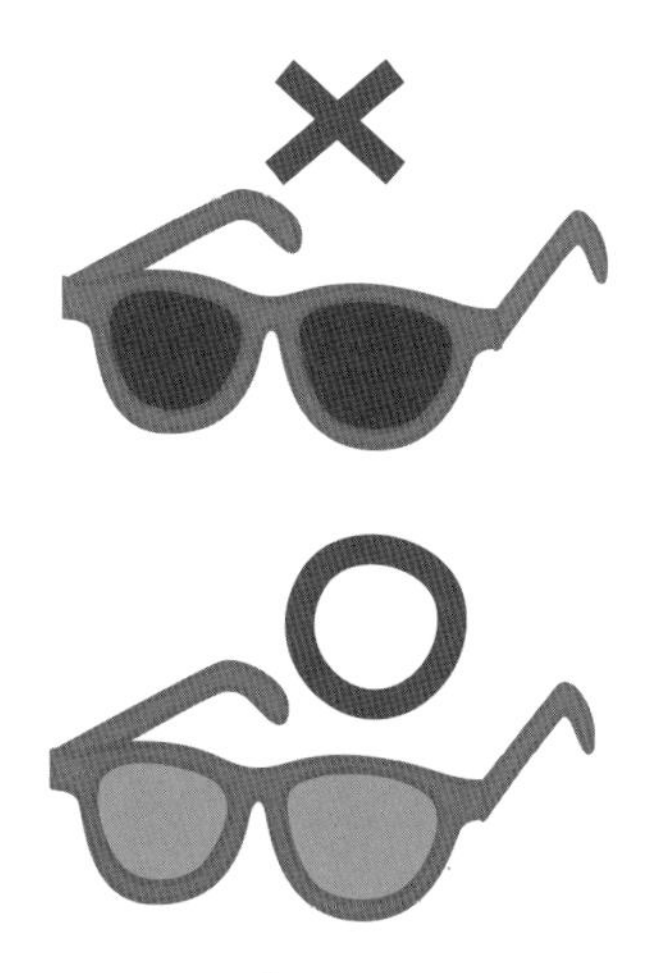

サングラスは必ず、ＵＶカットレンズがついているものを選びましょう。

また晴れた屋外で長時間過ごす場合には、濃い色レンズは有用ですが、曇天や屋内、夕暮れ時には暗視が効かなくなり、衝突や転倒の危険も増えてしまいます。

最初に一つだけ揃えておくのであれば、ブラウンや黄色系など、レンズカラーの薄いサングラスの方が幅広いシーンで装用することができます。何はともあれ、ＵＶカットレンズがついたサングラスを選びましょう。ちゃんとした製品には、ちゃんとした表示もついています。「ＵＶカット率」なら、より高い数値、「紫外線透過率」なら、より低い数値となります。

⑬ 時間があっても、お昼寝は30分まで

現代生活で酷使され続けている目に休息を与え、元気を回復するには、たっぷり眠るのが一番！　とは限りません。もちろん睡眠不足は脳にも体にも、もちろん目にも悪影響があり、蓄積すれば重大な障害を引き起こすことも知られています。

それと「寝る子は育つ」のことわざにある通り、成長期の子どもはたっぷり睡眠を取ることが、さまざまな発達を促します。平均睡眠時間が9～10時間の子どもの方が、平均5～6時間の子どもに比べ、脳のなかで記憶や学習を司る「海馬」の体積が大きいという研究データもあるほど。神経の伝達能力や心の発達、それに子どもに多い仮性近視の予防にとっても、睡眠時間は大切です。特にテレビやゲーム、スマホなどの接触時間が長い現代っ子は、長めの睡眠時間と早寝早起き習慣が必要だといえるでしょう。

一方、大人は1日に6・5〜7・5時間がもっとも長寿で、それ以上の睡眠時間を取っている人の方が約30％も死亡率が高い、という大規模調査の結果があります。また長時間眠っても視力が上がる（維持される）とは限らないことがわかっています。

年齢に拘わらず重要なのは、睡眠の質と時間帯です。寝る直前にスマホやパソコン、テレビなどの画面からブルーライトを浴びたり、神経を高ぶらせるカフェインを過剰に摂取したり、熱いシャワーで体温を上昇させたりすると、睡眠の質は低下します。そして**できることならば、疲労回復と新陳代謝を助ける成長ホルモンがもっとも多く出る22時頃までにはベッドに**入ってほしいところです。

そしてお昼寝も長く眠ると深い眠り（ノンレム睡眠）に入ってしまい、体内時計が狂ったり、睡眠と覚醒のバランスが崩れたり、夜寝つきが悪くなったりするので、**最適なのは5〜20分、長くても30分以内にしておきましょう。**

⑭ まばたきをしないと目の機能は損なわれる

通常、人は3秒に1回、1分間で20回程度のまばたきを無意識に行っています。それは眩しい光から網膜を守るためだったり、まぶたの内側にある涙腺で作られた涙を、眼表面に広く行き渡らせるためだったりします。

涙は眼球を覆う粘膜を潤して栄養を届けるだけでなく、異物やウイルスをブロックしたり、粘膜の細かい損傷の修復を助けたりと、たくさんの役目を果たしています。

つまり、まばたきをしないと、目の機能は著しく損なわれてしまうのです。

ところが人は集中すると、まばたきの回数が減ります。車の運転中は約半分、パソコン作業中は約1／3、電車でスマホゲームをしているときなどは約1／4にまで減少すると言います。これは大切な情報を見逃すまいとして、本能的にジッと凝視してしまうからです。すると目は乾き、無防備な状態になるだけでなく、外からの光を滑らかに反射できなくなって、はっきりと見えなくなってきます。それはまるで、雨の日の車のフロントガラスのような状態です。

これは専門的に、VDT（ビジュアル・ディスプレイ・ターミナル）症候群とか、テクノストレス眼症などに分類しますが、一般的には「ドライアイ」や「スマホ老眼」として、多くの人に知られるようになりました。

一方で、脳の活動や健康状態の把握にも密接に関係していることが、少しずつ解明されつつあるまばたき。**テレビやスマホについ夢中になってしまったときは、意識的にまばたきの回数を増やしたり、ゆっくり強めにまぶたを閉じて5秒数えたり、時々立ち歩いて全身をほぐしたりして、目を守ってあげましょう。**心もリフッレシュできるはずです。

⑮ 猫背が視力悪化を招く理由

近くのものを見るときに、目との距離を適度に離すことは大切です。なんてことは、今さら言われなくてもわかっていると思います。

では、その理由は何でしょう。

読書や裁縫、パソコン操作や書類記入など、手元で行う作業のことを「近業」と言います。その**近業に集中しているとき、目は毛様体筋を緊張させて近距離にピントを合わせた状態を続けます。その疲労が蓄積すると、視力低下を自覚するのです。**近くのものを見るときは少なくとも30㎝、個人差もありますが、肘からこぶしの先の長さが目安とされています。それが**猫背になれば、正しい姿勢でものを見るときよりもぐっと対象物に近づいてしまいます。**

さらに猫背では体が左右どちらかに傾いて、両目が異なる距離でものを見ることになったり、呼吸が浅くなったりと、目にとっては悪条件が揃います。逆に姿勢をよくするだけで基礎代謝も上がります。適度な焦点距離を保った正しい姿勢をキープする習慣を養いましょう。

一方、目に直接の悪影響を及ぼすわけではありませんが、猫背のよくない作用に「血行不良」があります。姿勢が悪くなれば、血液やリンパの流れが悪くなり、酸素や栄養を運ぶ血液がしっかり循環できなくなります。

最近はパソコンやスマホの普及で、首が前かがみに固まる「ストレートネック」に悩んでいる人も増えています。首から後頭部にかかる動脈や神経の締めつけられた状態が、健康によいわけがありません。目にも流れてくる血液のサラサラ&スムーズを守るためにも、姿勢には注意しましょう。

Column 2

目がつらいときの温めケア

温める？
それとも冷やす？

細かい作業やパソコン操作で目が疲れたり、夕方や乾燥した室内で視界がぼやけたり、花粉やハウスダストでかゆみが生じたりと、目が「つらい！」と感じる瞬間は誰にでもあるはずです。

そんなとき、適切に対処しないと症状が悪化するばかりか、目の病気を招く可能性も。早め早めのアイケアが、目の健康寿命を延ばします。

温める場合

ホットタオルで目のまわりをじんわり温めれば（右図）、毛細血管の血流が促されて目に酸素と栄養が補われます。また毛様体筋がほぐれることで、結果的に水晶体の柔軟性もアップし、頭痛や肩こりが緩和されることも。また、目に必要な油脂を分泌するマイボーム腺に詰まった油が溶かされ、涙の質が低下するドライアイの状態も解消できます。

タオルを水で濡らし
固く絞る
チン
電子レンジで
1分加熱
火傷に注意して!!
（温度を調節して）
タオルでまぶたを
2～3分間
軽く押さえる

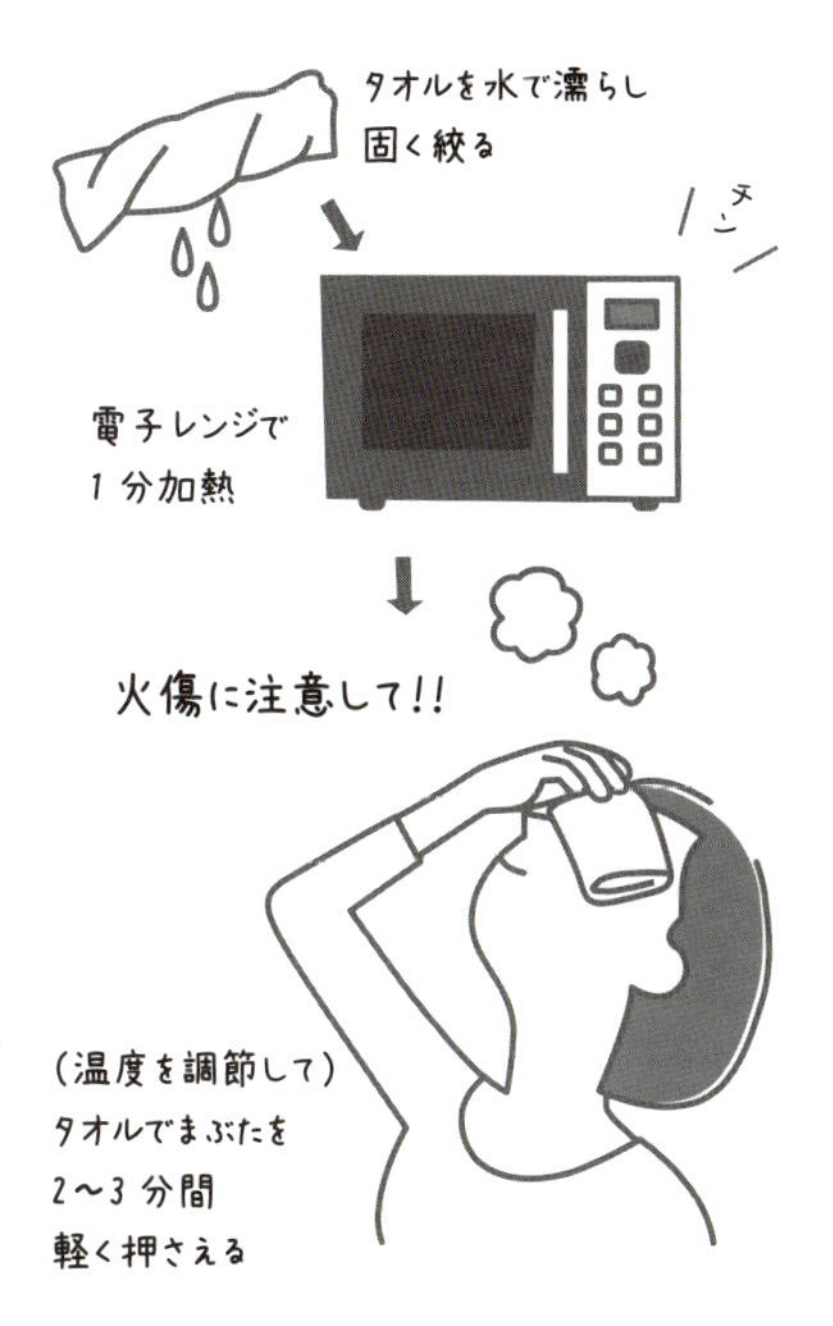

- 疲れ目　● ドライアイ
- 初期老眼　● かすみ目

冷やす場合

目やそのまわりが炎症を起こして赤みを帯びている場合には、冷やすことで症状を和らげることができます。血管や筋肉を収縮させ、元に戻ろうとする自己調整機能を回復させます。効果は一時的なので、習慣的に冷やすことはおすすめしません。

- 充血　● 日焼け
- アレルギー性の腫れ・かゆみ（一時的な緩和）
- 傷などの痛み

どんな部屋で過ごしているか――。
知らず知らずのうちに影響を
受ける室内環境に注意しよう!

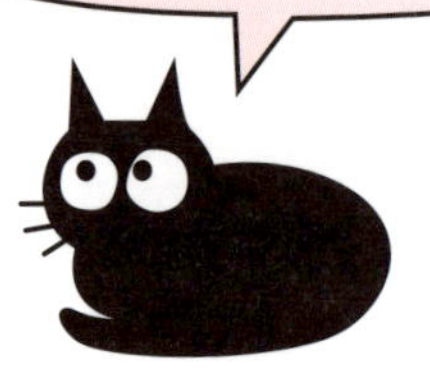

第5章

意外と知らない？ 知って得する！ 新常識

【お部屋編】

⑯ 目も心も癒す観葉植物

「緑が目によい」といわれますが、これは科学的にも根拠があります。

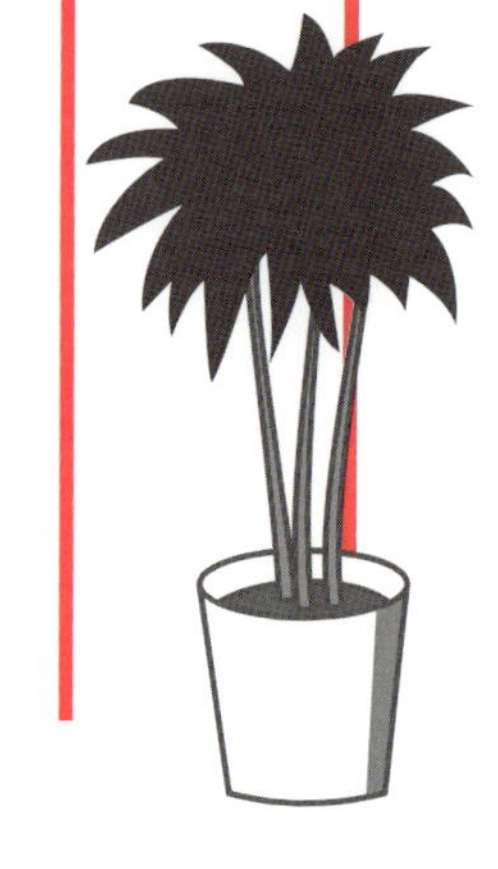

人が見ているものの色というのは、物体に当たった光の反射。物体の性質によって反射・吸収される色は異なり、反射した光だけを目が受け取っているのです。たとえば緑色のものは、緑の光だけを反射して、他の色の光は吸収しているということ。

では、緑色がなぜ目によいのでしょう。

光にはそれぞれ波長があり、目に見える光の中で、もっとも長い波長を持つ赤から、もっとも短い波長を持つ紫まで、7種に分類されます。ちなみに「紫外線」は紫よりも波長が短く、目に見えない光。「紫」の「外」にある「光線」なのです。

〈上から波長が長い順〉

赤→橙→黄→緑→青→藍→紫

この波長が短いほどエネルギーが高く、それゆえに、紫外線やブルーライトが角膜や水晶体を通り抜けて網膜にダメージを与えることになります。逆に長波長の赤は、エネルギーは低いものの、赤外線のように場合によっては眼底にまで到達します。

緑は、ちょうど中間に位置していて、目の組織への負担が少なく、疲れにくい色なのです。ただし「よい」というよりは「悪くない」といったところでしょうか。

ところで皆さんが緑と聞いてイメージするのは、緑の樹々ではありませんか。目のために、樹木の緑を活用しましょう。遠くの木立や山々をぼーっと眺めると、毛様体筋がリラックスして目の疲れが癒されます。同時に脳や体も癒されます。

たとえ近くの緑であっても、多少は同じような効果が得られます。しかも緑の植物は光合成によって二酸化炭素を吸収し、酸素を供給してくれます。

窓辺やデスクの片隅に観葉植物を置いて、目をかけてあげることをおすすめします。

⑰ 部屋の照明は使い分けがポイント

「暗いところで本を読んではいけません」と叱られた経験はありませんか。

人は暗い場所では瞳孔を開き、近くを見るには瞳孔を縮めます。暗いところで本を読めば、目は相反する作用を調整しなければならないので、とても疲れます。また、照明のちらつきや照射範囲と周囲とのコントラストの大きさが、疲れ目を悪化させるという報告もあります。この疲れ目の蓄積はやがて視力低下につながることから、冒頭の戒めが生まれたのかもしれません。

でも実は、照明の暗さが視力を低下させるというデータはないのです。確かにヨーロッパの街は間接照明が多く、どこもかしこも暗い感じがするのに、彼らの近視率はそれほど高くないのです。もちろん緯度による太陽のまぶしさや気候・風土、瞳の色と焦点距離、文化的習慣の違いなどもありますが、日本だって蛍光灯が普及する明治以前も、今よりずっと近視率は低いでしょう。

人口の約1／3という現代日本の近視率の高さは、やはり夜遅くまで働いたり勉強したり、生活のあらゆるシーンで液晶画面を活用していたりと、目を酷使する生活環境に原因があると思います。

一方で、多くの日本人にとって照度が高いほど視力も高くなり、作業効率（文字の視認率など）も上がることがわかっています。これは昼間の自然光がもっとも見えやすいことを表しています。さらに踏み込んで言えば、自然の摂理に準じた環境が目にもよいということでしょう。この当たり前のことがなかなか実践できない皆さん（私も含めて）は、**照明の工夫が必要です。根を詰めて作業するときは部屋全体を明るくして、ちらつきの少ないデスクライトを手元に追加する、また家族団らんを楽しむときは、間接照明に切り替えるなどしてみましょう。**

⑱ 壁紙と目の関係　～ピンクでアンチエイジング～

以前、患者さんから「子ども部屋の壁紙は何色がいいですか？」とか、「カラフルな壁紙にしたら目に悪いでしょうか」といった質問を受けたことがありました。本章で光の色に関するお話をしましたが、壁紙の色となると専門外なので確かなことは言えません。正直に言えば、あまり視力とは関係がないように思います。

ただ、**視覚情報として得た色彩が脳や生理機能に影響を与えることは実証されています。**赤を見ると、人の脳はアドレナリンを分泌して血液の循環を刺激します。結果、血圧や呼吸数が上がり、体温も上昇します。その反対色となる青では、脳はセロトニンを分泌させ、精神の沈静化や集中力の促進とともに体温を下げる、といった具合に。青い壁紙や寝具がもっともよく眠れるという研究報告もあります。

余談ですが、カラーセラピーの分野でピンクが「アンチエイジングカラー」と呼ばれていることをご存知ですか。ピンクの衣類を身につける、ピンクでコーディネートした部屋で過ごすなどで、肌や髪に若々しいハリと潤いが生まれるというのです。ピンクには女性ホルモンの「エストロゲン」を分泌させて血行を促す作用があるので、若返りも期待できるのでしょう。

壁紙と言えば、パソコンやタブレット、スマホにも壁紙はあります。この液晶画面の背景として映し出される画像に、ステレオグラムと呼ばれる3D画像を設定している人がいます。焦点を絞らずに5分程度眺めていると立体的に見える不思議な画像。仕事などでパソコン作業を長時間しなければならない人や、窓には常時ブラインドがかかっていて、定期的に遠くを見ることのできない人などには役に立ちそうです。

⑲ 液晶を見下ろして星空を見上げよう

パソコン、スマホ、タブレット、テレビにゲーム、ハイテク家電まで、液晶画面を**目より高い位置にすると、まぶたを大きく開いた状態で見続けることになります。特に長時間になると、情報を見逃すまいと見続ける緊張状態で目にコリがたまります。**これでは涙が蒸発しやすく、目に入る光量も必要以上に多くなり、ドライアイや眼精疲労の原因に。画面の高さを調整するだけで、涙が蒸発する量を1／4に減らせるといいます。

目が疲れたと感じたら、夜空をぼーっと見上げたり、一つの星にピントを合わせてみたりして毛様体筋を緩めてください。昼間はうっすら見える月や遠くの樹々を見るようにしましょう。首を回しながら視線をより遠くに投げかけてみるだけでも、コリがほぐれて血流も改善されるはずです。

画面の高さ

やや見下ろす位置に設置する。イスの高さも肘が90度以上になる高さに調整する。

画面の反射

太陽光や照明、室内のものが映り込まないよう、設置位置やカーテン、保護フィルムなどで工夫する。

画面の明るさ

画面と手元、部屋の明るさに差がつかないような明るさを確保する。

画面までの距離

40cm以上離す。スマホでも30cm程度は離す。

画面の照度

まぶしさを感じない程度までシステム環境設定で照度を下げ、目の負担を軽減。

作業を行う昼は
白熱灯
モニターは軽く
見下ろす高さ
モニターを過度に
明るく表示しない
40cm以上

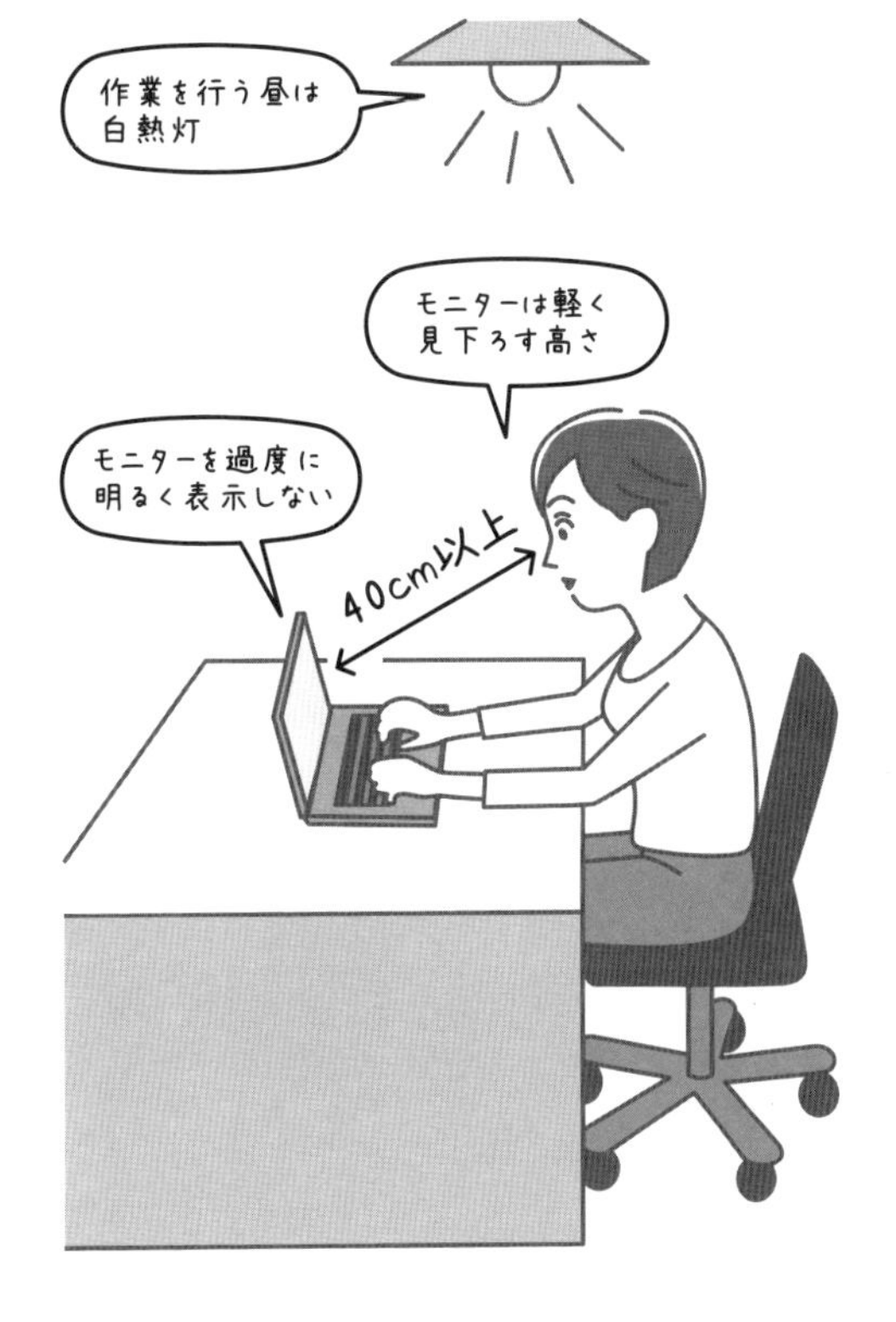

⑳ 目と肌のためには、浄水器を活用しよう

水道水で直接目を洗うことの危険性は前章でお話ししましたが、飲み水やお風呂の水は大丈夫なのでしょうか。

日本の水道水は、法律によって厳しくその安全性を確保されているので、すぐさま健康に害を及ぼすことはありません。皆さんも毎日水道水を使って生活していて、残留塩素（カルキ）の臭いを感じるくらいで、大きなトラブルはないはずです。

でも、水源から蛇口まで長い道のりをたどる水道水。雑菌や微生物が繁殖しないように殺菌力の高い塩素が投入されています。浄水場に近い水道の残留塩素は、プールの水に匹敵する濃度といわれています。そして塩素が目の粘膜をはじめ、タンパク質やビタミンCも破壊することは、数々の研究で明らかにされています。

たとえば水道水で野菜を洗ったり、さらしたりしただけで、15～30％のビタミンC

が破壊されるそうです。また汗や汚れ、せっけんなどの有機物と結合すると、「結合塩素」となって表皮細胞のタンパク質を傷つけるとの報告も。

皆さんをことさらに脅かすつもりはありませんが、生活に必要不可欠で、毎日触れる水だからこそ、よりよいものであってほしいと思うのです。

最近は、放射性物質まで取り除く浄水器や高濃度水素水も作れる浄水器、家中まるごと浄水器など、時代のニーズに応じて進化していますので、できる範囲で取り入れてみてはいかがですか?

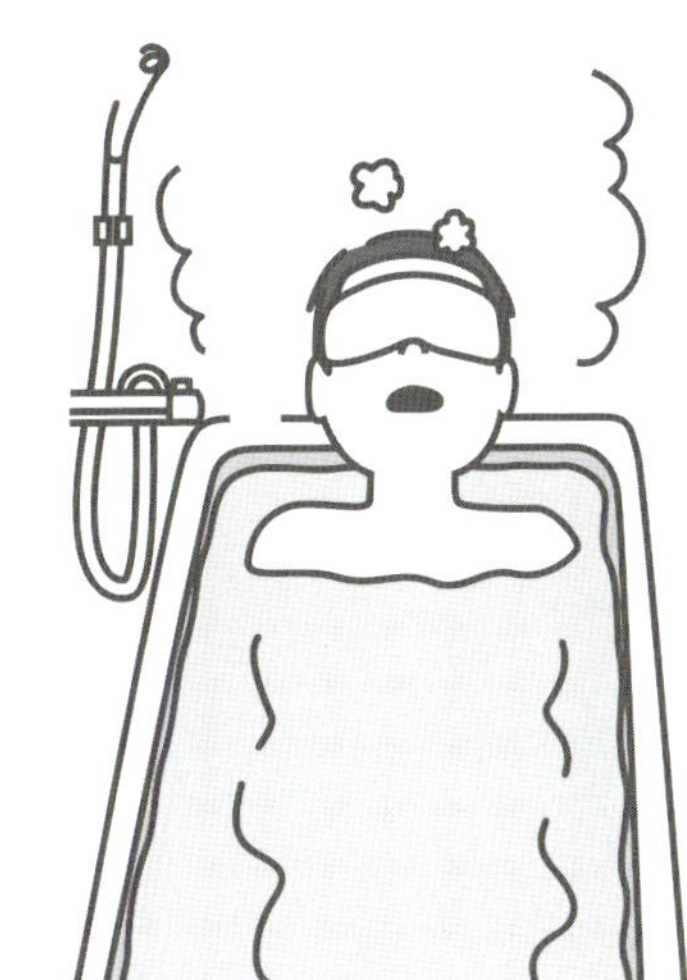

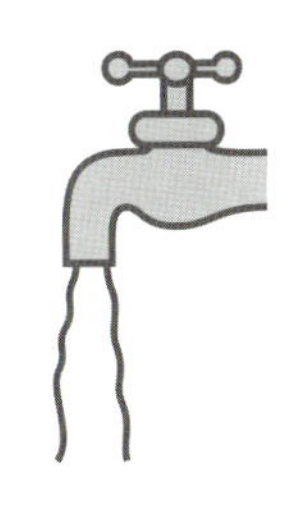

毎日使う水、できれば質にもこだわりたい。

㉑ 思いきってカーテンを開けたまま眠る

驚かれるかもしれませんが、**私はカーテンを開けたまま寝ています。部屋を真っ暗にして眠り、朝の光を感じて目覚めることで睡眠の質と体内時計の精度を上げているのです。**また、朝に太陽光をしっかり浴びると「メラトニン」という睡眠ホルモンの分泌が抑制され、14～16時間後に分泌が促され、よく眠れるようになるのです。

私はそのために外から見えにくい立地の部屋を選びましたが、バルコニーに植栽を並べてカーテン代わりにしたり、ブラインドの角度を工夫して朝の光が差し込むようにしたり、視線をカットするレースカーテンに変えたりするという手もあるはずです。そこまでしなくても、朝は遅くとも9時までに起きて、目覚めたら外の空気を吸いながら太陽の光をたっぷり浴びましょう。

かつてこのお話をした患者さんで、さっそく翌日にはご自宅の寝室にタイマーつきの電動カーテンを導入した方がいらっしゃって、さすがにびっくりしましたが、できることから取り入れる姿勢に感心しました。

逆に深夜営業している店舗や街灯などの干渉を受ける部屋ならば、カーテンをしっかり閉めて、部屋をできるだけ暗くする工夫が必要です。たとえ眠っていても、まぶたに光を感じると眠りは浅くなりやすく、疲労回復や記憶の整理がしにくくなります。真っ暗にするのが不安な人は、やさしい電球色のフットライトを使うなど、なるべく顔を照らさないような照明選びをしましょう。

㉒ 寝室にスマホを置くなら頭から離そう

目にとって質のよい睡眠が大切であることは、本書でも何度か触れていますが、眠りの質を下げる要因として、スマホには注意しなければなりません。

メールやSNS、インターネットなどの通信機能はもちろん、スケジュール管理や音楽鑑賞、ゲームなど、仕事にも生活にも遊びにも便利なツールとして欠かせない存在になっています。そしてけっこう多いのが、目覚まし時計として使うケースです。当然、アラームを設定したスマホは枕元に置かれるでしょう。

そばにあれば、ついつい画面を操作して眠る直前まで見続けてしまうもの。この習慣は目だけでなく、心身の健康すべてに甚大な悪影響を及ぼします。単純に睡眠時間が削られる、というだけではありません。観葉植物（緑）の項でもお伝えした通り、目に見える光のなかでも青い光は、とても高いエネルギーを持っています。「ブルー

ライトが目に悪い」と言われるのは、攻撃的ともいえる青い光のエネルギーで、網膜にある視細胞「メラノプシン発現網膜神経節細胞」を刺激して脳を覚醒させ、深い睡眠を阻害して体内時計を狂わせるからです。暗い部屋で開かれた瞳孔に、そんな強い光を浴びせれば、目を殴っているようなものなのです。

さらに、充電器の電源から出る電磁波も忘れてはなりません。パソコンが普及しはじめた頃はずいぶん騒がれた電磁波ですが、あまりに多くの生活ツールから発せられるので、あきらめの境地に入ってしまったのかもしれませんが、できれば遠ざけたいものです。特に小さいお子さんのいる家庭では、頭の近くに充電器を置くことはやめましょう。まずは玄関やクローゼットの棚などに充電器を置き、ゆっくりくつろぐ場所で延々と使い続けられないようにしてみては？

Column 3

ツボ

眼球は押したらダメ！正しいツボ押しマッサージ

眼トレがテレビで紹介され、視力アップに取り組む人も増えています。筋肉をほぐし、ピント調整や血行をよくする眼トレですので、より効果を上げる方法として私もマッサージやツボ押し、ホットタオルパックなども同時に紹介することは多いです。

しかし視力や目に関する本のなかには「眼球マッサージ」という言葉がよく登場しますが、**「眼球そのもの」の圧迫は、本当に危険ですのでやめてください。眼球に酸素と栄養を送るため、「眼球の周囲」を押したり温めたりするのが正しい方法。**

眼球はとても繊細で精密な感覚器です。ほんのわずかな形状の変化でも視力や見え方に影響を及ぼすだけでなく、病気のリスクを一気に高めます。アレルギー性のかゆみから頻繁に目をこすって白内障などを引き起こすケースは多く、脈拍異常治療で施された眼球圧迫によって網膜剥離になったケースもあります。また、強い眼球圧迫は「アシュネル反射」と言って、脈を遅くして意識障害を起こす現象も。

くれぐれも〝眼球のまわり〟です。

左のイラストは、中医学（漢方など中国の伝統医学）では「経絡（けいらく）」と呼ばれ、血行をよくし、さまざまな不調を整えてくれるツボです。

- 強く押しすぎず、気持ちよく感じられる範囲で押しましょう。
- 血圧の上がる食事の直後は避けましょう。
- ツボ押しの直後の運動も避けましょう。

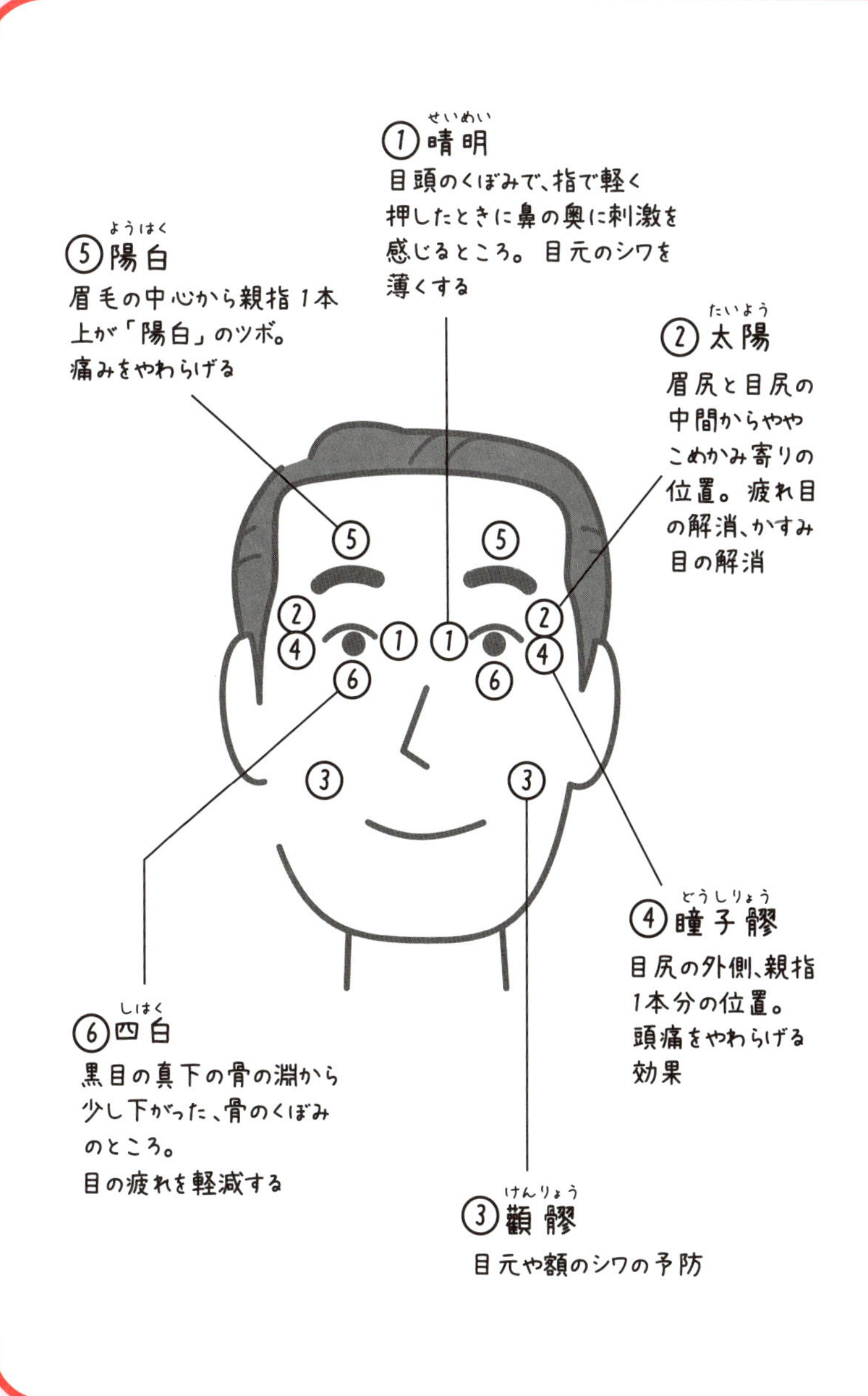
①晴明（せいめい）
目頭のくぼみで、指で軽く
押したときに鼻の奥に刺激を
感じるところ。目元のシワを
薄くする
⑤陽白（ようはく）
眉毛の中心から親指1本
上が「陽白」のツボ。
痛みをやわらげる
②太陽（たいよう）
眉尻と目尻の
中間からやや
こめかみ寄りの
位置。疲れ目
の解消、かすみ
目の解消
④瞳子髎（どうしりょう）
目尻の外側、親指
1本分の位置。
頭痛をやわらげる
効果
⑥四白（しはく）
黒目の真下の骨の淵から
少し下がった、骨のくぼみ
のところ。
目の疲れを軽減する
③顴髎（けんりょう）
目元や額のシワの予防

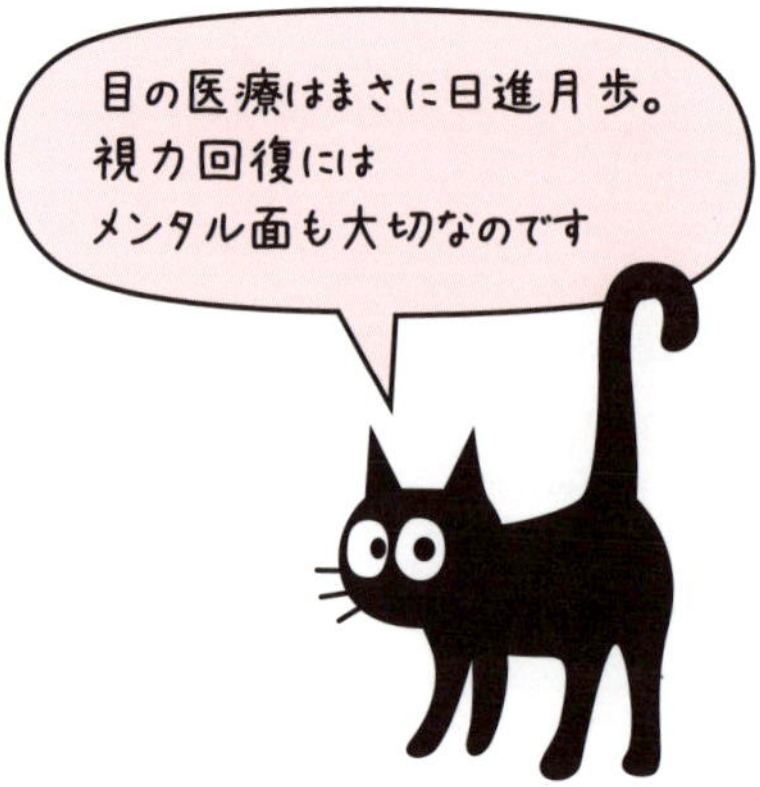

目の医療はまさに日進月歩。
視力回復には
メンタル面も大切なのです

第6章

意外と知らない？　知って得する！　新常識

【メンタルetc編】

㉓ 薬の飲み過ぎで視力が落ちる？

視力の低下は、稀に薬の副作用で起こる場合があります。たとえばアトピーや湿疹、肌荒れなどの皮膚科治療にしばしば用いられる「ステロイド薬」も白内障を引き起こすことがあります。炎症を抑えるには即効性のある薬なので、眼科でも抗炎症剤として処方することがありますし、市販の虫さされ薬にも一部含まれています。

同様に抗生物質も視力低下や目の痛みなどの副作用が報告されていて、風邪薬などにも含まれる一般的な薬も体質や体調、服用期間によっては目を悪くすることがあります。気になる症状が現れたら、すぐに医師に相談してください。

また、目薬の使い過ぎも禁物。添加物の入っていない人工涙液タイプの目薬でも用法・用量に従って使用するようにしましょう。

注意が必要な薬の例

ステロイド

主な効能 抗炎症、抗アレルギー、免疫抑制

副作用 ステロイド緑内障、ステロイド白内障　（特に長期内服の場合）

抗生物質

主な効能 抗菌

副作用 視力異常、痛み、角膜変色

抗真菌薬

主な効能 抗感染症

副作用 視力障害、目のかゆみ

抗ヒスタミン薬

主な効能 アレルギー症状の緩和、結膜炎

副作用 ドライアイ、かすみ目、涙の増加

鎮痛剤

主な効能 鎮痛

副作用 かすみ目、複視

㉔花粉症、糖尿病、喫煙……、近視の原因あれこれ

残念ながら、近視になるメカニズムはすべてが明らかになっているわけではありません。わかっていることは、遺伝要因と環境要因があり、後者の割合が非常に大きいということ。ただし環境といっても地球環境ではなく（それも含みますが）、皆さんそれぞれの目にとっての環境です。

つまり目が脳と直結する器官であることや、粘膜（結膜）が外界と接していること、たくさんの血管が張り巡らされ、体内からもウイルスなどの影響を受けやすいことなどを考えなればなりません。

アレルギー疾患もその一つ。特に日本で発症率の高い**花粉症は、スギやヒノキなどの花粉が目の免疫細胞に直接刺激を与えるだけでなく、かゆみを発生させるために手でこすったり、過剰に目薬を差したりと二次的な刺激も与えてしまうやっかいな存在**

です。さらにはアレルギー症状を抑えるための副腎皮質ステロイド点眼薬の乱用による緑内障のリスクなどもあります。まずは花粉を防ぐゴーグルや眼鏡、マスクの着用で予防することが最善策となります。

また、生活習慣が目の環境を悪化させている代表例が酸化と糖化。酸化は、体内に取り込んだ酸素の一部が活性酸素として細胞の老化を早めるサビ（錆）。糖化は、摂り過ぎて余った糖質や急激な血糖値の上昇によって体内のたんぱく質などと糖が結びついて、細胞を劣化させるコゲ（焦げ）。**サビとコゲ、どちらも白内障や視力低下の大きな原因としても知られていて、タバコやストレス、アルコール、そして偏った食事が招くことがわかっています。**

目によい環境を意識すると、全身の健康と美容にもうれしい結果が生まれます。まずはあなたの目が置かれた環境を見直して、目に悪い環境を改善するために、ほんのちょっとの努力を始めてみませんか。

㉕ 視力を回復する笑い方があった！

笑顔は自分自身だけでなく、まわりの人も幸せな気分にさせる魔法の力を持っています。「楽しいから笑うのではない、笑うから楽しいのだ」という有名な心理学者の言葉がありますが、作り笑顔にもすごいパワーが秘められているのです。実際に医療や被災地復興の現場では、無理矢理にでも笑顔を作って楽しい気持ちを沸き上がらせることで元気を取り戻す、という活動が、さまざまな形で行われています。

笑いは人の気持ちを明るくするだけでなく、本当に細胞の免疫力を高めてくれることもわかっています。そんな笑顔は、目の血行改善にも抜群の効果を発揮します。私がおすすめしているのは、その名も「モデルスマイル体操」です。なぜモデルなのかというと、目にシワを寄せることなく、顔の筋肉を鍛えて豊かな表情を作り出すための体操だから。それではさっそく始めてみましょう。

左右の口角を挙げる「口角挙筋トレーニング」

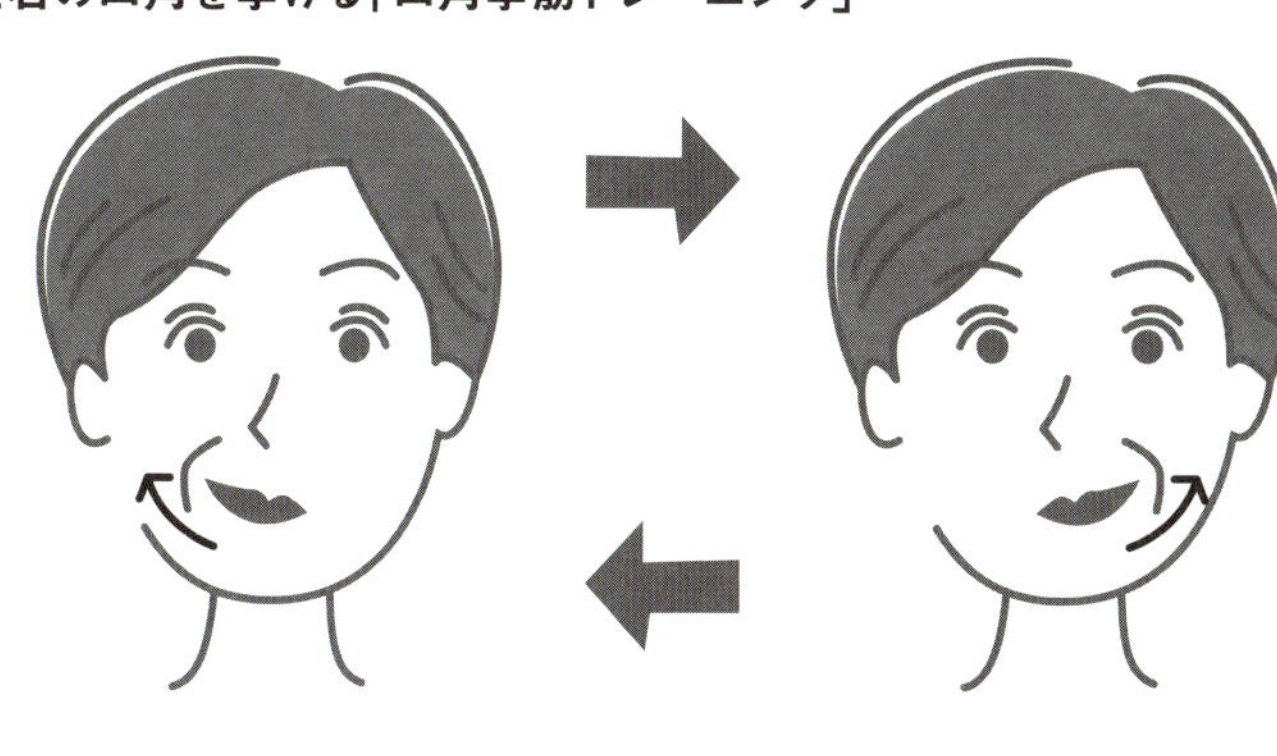

①口角挙筋トレーニング
口元を緩め、手などを使わず、口角の真上の筋肉を左右交互に引き上げます。

②大頬骨筋トレーニング
両側の口角に指を軽く当て、斜め上方に向かって左右交互に引き上げます。

③小頬骨筋トレーニング
上唇が持ち上がる程度に、指で小鼻の両脇を引き上げます。

④上唇挙筋トレーニング
前歯だけをちらっと見せるように、指などを使わず、そっと上唇を上げます。

⑤眼瞼挙筋トレーニング
一日一目を見開いて額にシワを寄せ、眉尻あたりを指で押さえて状態をキープしたまま、目の開閉を繰り返します。

㉖ 幸せホルモンが目の緊張をほぐす

「幸せホルモン」と呼ばれる生体情報の伝達物質をご存知ですか。やる気や元気の源となるドーパミンやノルアドレナリンと並んで、安心や充実を感じさせてくれる「セロトニン」のこと。これが不足すると、精神的に不安定な状態となり、うつ病や自律神経失調症を発症させることもあります。**深い眠りと朝の太陽、そして良質のタンパク質（必須アミノ酸のトリプトファン）をしっかり摂れば、血管の緊張もほぐれて視力アップにも直結します。** さらに脳（精神）だけでなく、消化管の健康にも重要な役割を果たしているので、美肌への期待も高まっています。

実は「幸せホルモン」にはもう一つ、意欲や優しさを醸成する「オキシトシン」というものもあります。血管内の圧力を調整する他、不安解消や鎮痛、母乳の分泌促進などの作用があります。また別名「愛情ホルモン」とも呼ばれ、他人を好きになったり、強い信頼を感じるようになる作用もあります。視力に関わるところで言えば、血圧や脈拍が安定してトラブルを減少させる効果があります。

このセロトニンもオキシトシンも、人と人の触れ合いによって増えることが実証されています。直接肌が触れることでもっとも増加するのですが、おしゃべりや会食、衣服の上からのマッサージなど、間接的な触れ合いでも分泌されます。なんと相手は人間ではなくペットでもＯＫなのです。

反対にストレスや睡眠不足によって分泌されるのが「ストレスホルモン」と呼ばれる「コルチゾール」です。疲れや意欲低下を助長するとともに、基礎代謝が落ちるというマイナス効果を持っています。そして何より、増えたコルチゾールは幸せホルモンを減少させてしまうのです。幸せはさらなる幸せを呼び、ストレスはさらなるストレスを呼ぶということでしょう。あなたはどちらの循環を選びますか？

㉗ 見る力を鍛えて認知症を予防！

第2章でも脳と視力の関係には触れましたが、目は脳の活性化に大きな役割を果たしています。目を通して得た情報が脳に伝わり、他の器官から得た情報やそれまでに蓄積された情報を組み合わせて「見た」という結果になっているわけです。

つまり**脳を刺激するにも、脳を鍛えるにも、視覚情報を与えるのは手っ取り早くて効果的なのです。逆に多くの研究で視力の低下が認知症に深く関与していることがわかっているので、健康長寿のためにも目は大切にしましょう。**

〈脳を刺激する視覚トレーニング〉

- 塗り絵やちぎり絵など、たくさんの色の中から一つひとつ選び出し、作品を完成させる。洋服のコーディネートやばっちりメイクも効果あり。
- 大勢の人と会い、一人でも多くの顔と名前を覚える。
- 新聞や本を読むときに上下逆、遠くから、斜めの角度からなど、いつもと違う見え方を工夫して読み取る。
- 自宅に季節の花を飾ったり、野草を見分けながら散策する。

㉘ 疲れ目に効く瞑想のコツ

視力回復の新たなアプローチとして「瞑想(めいそう)」が注目を集めています。これは目を休めるだけでなく、イメージと呼吸法によって心身の機能を高める心理療法。最近のある研究では、瞑想がストレス軽減に加えて、不安やネガティブな感情を抑えるのに効果的であるとのデータが発表されました。

まだ医師としてメカニズムを解説できる段階ではありませんが、腹式呼吸やポジティブな思考を習慣化して「心の目」を開くことは、たとえ現実的に視力検査結果が得られなくても、マイナス効果はありません。いつでもどこでも、タダでできますし。少しの時間でも生活の中に瞑想を取り入れて、免疫力や自己回復力をつけようとする意識こそ、おすすめしたいポイントです。

〈簡単な瞑想法〉

①心地よいと感じる場所に座る。
②背筋を伸ばして目を閉じる。
③息を鼻から細く吸って、鼻から細く吐き出す。
④腹式呼吸を続けながら「目はよくなる」とイメージする。
　または美しい景色や好きな色など、「見えた喜び」を思い出す。
⑤③と④を同時に繰り返す。

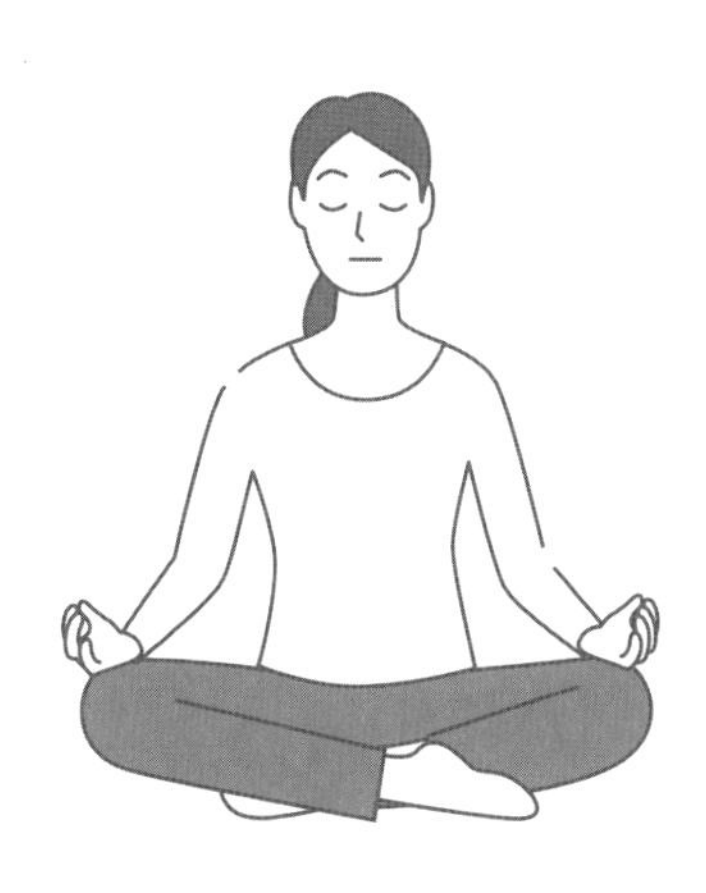

㉙ 先端技術が叶えた視力回復レンズ

通常、眼鏡やコンタクトを作るとき、白内障やレーシックの手術を行うときなど、**低下した視力を矯正するなら、左右の視力を揃える（近づける）ことを前提とします。**これは両目から得た視覚情報を合わせることが、対象物との距離や立体的な形状を見分けるうえで重要だったり、多くの人が両目とも同じように視力を低下させていたり、脳が違和感を感じないためだからです。

ところが、**主に老眼の治療に使用する「モノビジョン」という方式のレンズは、あえて左右の度を変え、片目を正視、もう片方を近視に合わせて調整するのです。**詳しい説明は省略しますが、その特性上、眼鏡では長時間使用すると眼精疲労を起こしやすいのでおすすめできません。ただしコンタクトレンズや手術で用いる人工レンズでは、大きな効果を上げているケースがたくさん報告されています。脳がその見え方に慣れるまでに少し時間がかかるデメリットはありますが、左右の目を使い分けることで近くも遠くもよく見えるようになるメリットがあります。

また、近年一枚のコンタクトレンズや眼内レンズで多焦点に対応する遠近両用コンタクトが広く使われるようになりました。中心部では遠くがよく見え、移行部を挟んだ外郭部では近くがよく見えるというもの。遠近ともに苦労なく見えるようになると、目の疲れ方がかなり軽減され、肩や首のコリが緩和されることもあります。

興味のある人は、ぜひ眼科医に相談してみてください。

㉚ 効果抜群、目が若返る注射と点滴

内側から目を元気にするには、注射や点滴を利用する手もあります。その一つが、もともと肝疾患の治療薬として開発されたプラセンタ製剤（ラエンネック）です。私がその美容効果にいち早く気づき、主に海外で研究と普及に取り組んで約20年、ようやく日本でも知られるようになりました。

皮膚や筋肉、ツボに注射されたプラセンタは、細胞の新陳代謝を促すとともに細胞をつくる原料にもなります。その結果として、**疲労や血行不良、自律神経の不調やアレルギー反応などを解消し、目や肌を輝かせてくれるのです。**頭皮に注射すれば、かなりの確率で頭髪が生えてくるという話は、テレビでも大反響でした。

最近はサプリメントや美容液も数多く市販されていますが、それは馬や豚などの動

物性、または植物性由来となっており、注射薬（医薬品）は厳しい検査を受けた国内のヒト胎盤エキスを原料としています。信頼できる医療機関で厚生労働省の承認薬を投与することをおすすめします。

また、注射と言えば、カナダで開発された「バイオニックレンズ」が話題となっています。生体適合性ポリマーでできたこのレンズを生理食塩水とともに目に注射すると、眼球に密着・固定されて生涯使い続けることができるというもの。日本ではまだ承認されていないために実用化はずいぶん先のようですが、大幅に視力を矯正できると大きな期待が寄せられています。

Column 4

医者の習慣

専門医がこっそり続ける5つの習慣

前項まではアンチエイジング&眼科の専門医として〝目に効く生活習慣〟を厳選してお伝えしてきました。ここではちょっと寄り道して、私たちが長年続けている〝健康習慣〟をこっそり教えます。

1 できる範囲で食品添加物を摂らない

ここ数年、本当に忙しくて外食が多くなりがちです。だからこそ、腹六分目を心がけ、食品添加物を多く含む食品は避けるようにしています。間食用のナッツ類やベビーフードを常備したり、コンビニ蕎麦は洗ってから食べたり。小さな抵抗を続けています。

2 すき間時間に体を動かす

わずかな待ち時間でも、肩甲骨（けんこうこつ）を回したり、まぶたを上げ下げしたりと普段使わない筋肉を動かします。すっかり運動習慣がついた林田は、深夜に六本木を走り抜けています。

3 液晶画面にはフィルター装着

日増しにスマホやパソコン画面を見る時間は増えるばかり。だからせめてブルーライトをカットするフィルターをすべての液晶画面に装着し、保湿機能のついた眼鏡や窓ガラスのUVカット加工など、目を守るツールはどんどん取り入れています。

4 市販の目薬は使わない

市販の目薬がすべて悪いわけではありません。ただ、防腐剤や多種類の成分を無駄に含んでいる製品もたくさんあります。一番の目薬は自分の涙。休息やまばたき、保温は無料です。使うなら無添加の人工涙液をおすすめします。

5 お風呂上がりに鎖骨（さこつ）と首を冷やす

わが家の冷凍庫には、常に水を凍らせたペットボトルをストックし、お風呂上がりに鎖骨と首を冷やしてから寝ます。これは褐色脂肪細胞を刺激して、基礎代謝を上げるため。それと、寝る直前にお風呂に入ることが多いので、上昇した体温を効率的に下げ、深い睡眠に入りやすくするためでもあります。何より気持ちがいい！

その目の不調はどこから？
眼病をチェックしよう

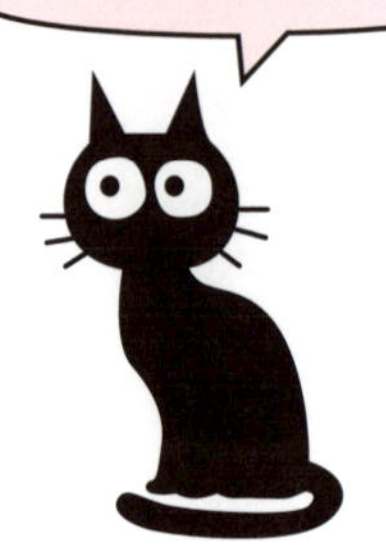

第7章

知っておきたい 目の病

まずはセルフチェックしてみましょう

目の疲れや見えづらさを感じながら「いつものこと」と放置してはいませんか。何げない不調が病気のサインとなっているケースがあります。眼科の診察室にも「もうちょっと早く来てくれれば……」という患者さんも、残念ながら少数ではありません。目の病気のほとんどが、早期の発見と治療で治すことができるので、変化を感じたら迷わず眼科を受診してください。

まずはそれぞの不調や病気の症状があるか、**簡単にセルフチェックしてみましょう。5項目以上当てはまったり、◇にチェックがついたりした人は、どうかすぐに病院へ。**

まずは簡単にセルフチェックしてみましょう。

5項目以上当てはまったり、◇にチェックがついたりした人は、
眼科専門医を受診しましょう。

- □ 40歳以上である
- □ メタボリック症候群の疑いがある、または診断された
- □ タバコを吸う
- ◇ ものが歪んで見えることがある
- ◇ 急に見えづらさを感じることがある
- □ ひどい肩こりか頭痛がある
- ◇ 吐き気がする
- □ 血圧が高め
- □ 過去に目の手術を受けたことがある
- □ 野菜が嫌い
- □ パソコンやスマホ、テレビなど液晶画面を見る作業が多い
- □ 強度近視である
- ◇ 黒目の周囲がよく充血している
- ◇ 中心部が見えづらいように感じる
- □ 昼と夜で視力がかなり違うと感じる
- □ つらいストレスを感じることがある
- □ 目の奥が痛いことがある
- □ ステロイド薬を2週間以上使っている
- □ 糖尿病と診断された
- □ まぶしく感じることが増えた
- ◇ 視界に小さい糸くずや浮遊物が見えることがある
- ◇ もやがかかったように見える
- □ 理由もなく涙が出る
- □ 不規則な生活を送っている
- ◇ しょっちゅう目ヤニが出る

近視

近くが見えて、遠くが見えにくい屈折異常

チェック

- □家族に強度近視の人がいる
- □1日2時間以上、液晶画面を見ている
- □雨の日や夜間は特に見づらいと感じる
- □遠くにあるものの像がぼやけて見える

網膜より前にピントが合う屈折異常。眼軸が過度に長い軸性近視と、角膜・水晶体の屈折力が強すぎる屈折性近視があります。原因の多くが未解明ですが、遺伝に加えて生活習慣が大きな要因と考えられます。長時間の近業や暗所での読書など、網膜周辺部のボケを進行させる環境要因も挙げられます。

対処法

まずは、眼科でチェック。病的近視でなければ、眼鏡やコンタクトレンズ、点眼や手術で矯正できます。眼トレも試して！

遠視

遠くも近くも見えにくい屈折異常

チェック

- □ 近くも遠くもくっきり見えない
- □ 近くを見続ける作業が長続きしない（ひどく疲れる）
- □ つらいストレスを感じることがある
- □ 集中力が他の人より欠けると思う
- □ 一つのものを見たとき、片目だけ瞳の位置が内側にずれている

網膜よりも後ろでピントが合う状態を遠視と言います。遠視の場合、近くにも遠くにも焦点が合わせづらく、見えても疲れやすい特徴があります。小児期はピント調整力が強いため、内斜視として見られることもありますが、異常が発見できないことも。残念ながら、原因はほとんど解明されていません。

対処法

適度な休養をとって強度に進行させないこと。眼トレで進行を遅らせましょう。

乱視

ピントが1カ所に合わせられない屈折異常

チェック

- □距離に関係なく、ものが二重に見えたり、にじんで見えたりする
- □暗い場所では特にくっきり見えづらい
- □話し相手の表情や雨の中の道路標識などが読み取りにくい
- □眼鏡やコンタクトレンズをつけても矯正しづらい
- □形の似ている漢字や数字を読み違えることがある

角膜や水晶体、まれに網膜などの歪みによってピントが2カ所以上に合う、または1カ所も合わない乱視。角膜や水晶体などが生まれつき歪んでいるケースが多いのですが、目を細めて見る習慣やうつぶせ寝による角膜への圧迫が原因の場合もあります。

対処法

ストレスや眼精疲労の放置にも気をつけましょう。眼鏡、コンタクトレンズの他、矯正手術、重度の場合は角膜移植によって矯正できます。

眼精疲労

疲れ目が進行して全身症状まで

チェック

□目の疲れ、かすみ、ぼやけが解消されずに続く
□不規則な生活を送っている
□頻繁に目の痛みや充血、原因不明の涙がある
□頭痛やめまい、吐き気がある
□肩や首のコリ、倦怠感を慢性的に感じる

目疲れを長期間に渡ってため込んだ結果、頭痛や吐き気、肩凝りや自律神経失調症などの身体症状を伴うまで進行した「重い疲れ」のこと。ドライアイを併発することもあります。眼鏡やコンタクトレンズが合っていない、不適切な矯正も原因となります。スマホ依存の現代人には、もはや国民病ともいえます。

対処法

生活習慣の改善や眼トレを。眼鏡とコンタクトレンズが合っているかどうかチェックを。

ドライアイ

目を守る涙の異常で無防備状態

チェック

- □ 目に痛み、かゆみ、けいれん、不快感がある
- □ 日常的に目が乾いていると思う
- □ 液晶画面を長時間見る作業が多い
- □ 充血やかすみ目、視力の低下を感じる
- □ 光をまぶしく感じる

長時間の集中作業などによってまばたきの回数が減少し、涙が蒸発しやすくなることで目のバリア機能が失われる病態です。進行すれば角膜上皮障害を引き起こし、視力低下も。加齢による涙の減少に加え、コンタクトレンズの乱用や長時間のデスクワーク、エアコンによる乾燥も原因となります。

対処法

生活改善と早期治療が肝心です。

網膜剝離

フィルムが剝(は)がれて失明も

チェック

- □視界のちらつき、視野の一部欠けがある
- □目の中がチカチカ光っている感じがする
- □ものが歪んで見える
- □視力が低下してきた
- □目やその周囲をぶつけたり、殴られたりした

眼球内側の壁にあたる光を受け取り、視神経に伝達する働きを持つ網膜が剝がれる病気です。痛みがなく気づきにくいのですが、進行を放置すると失明も。加齢や糖尿病網膜症などの病気の他、頭や眼球への衝撃も原因に。近視では眼球が大きくなるため、網膜も伸ばされるリスクが高まります。

対処法

早期ならレーザー照射で済みますが、進行すると硝子体手術などの手術が必要。いずれにしても医療機関へ。

老眼

老化によるピント調整機能の低下

チェック

- □ 40歳以上である
- □ メールや本の活字を読むのが嫌になってきた
- □ 近視用眼鏡やコンタクトをつけていると近くが見えにくい
- □ 夕方や暗がりで急に視力が低下した感じがする
- □ 以前より頭痛、肩こり、目の疲れがひどくなった

老化現象の一つ。水晶体の柔軟性、弾力性が損なわれることでピント調節力が低下し、近くが見えづらくなる症状です。無理を続ければ、頭痛などの身体症状も。

糖尿病や高血圧などの生活習慣病が老眼を早めるとも言われます。高齢化や目を酷使する環境などにより、今後さらに社会問題となるでしょう。

対処法

食事や運動、不規則な生活を見直しましょう。早いうちから眼トレをして、進行を遅らせましょう。

ピント調整が正しい場合

近くのものを見るときは、毛様体筋が収縮して水晶体を支えている毛様小帯（チン小帯）が緩む。水晶体が厚くなって、網膜にピントが合う。

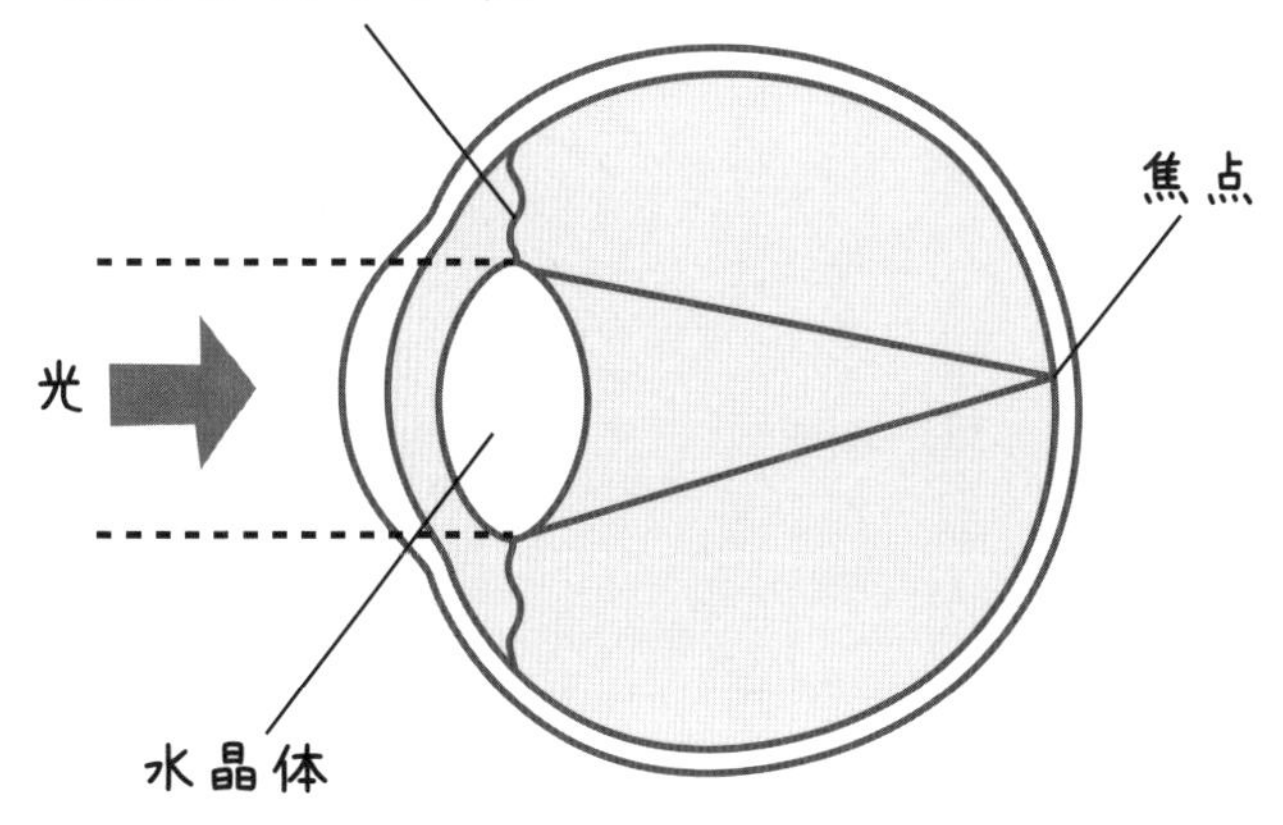

老眼になった場合

歳をとると毛様小帯（チン小帯）が緩んでも、水晶体が硬くなっているため、厚くならずピントも合わない。

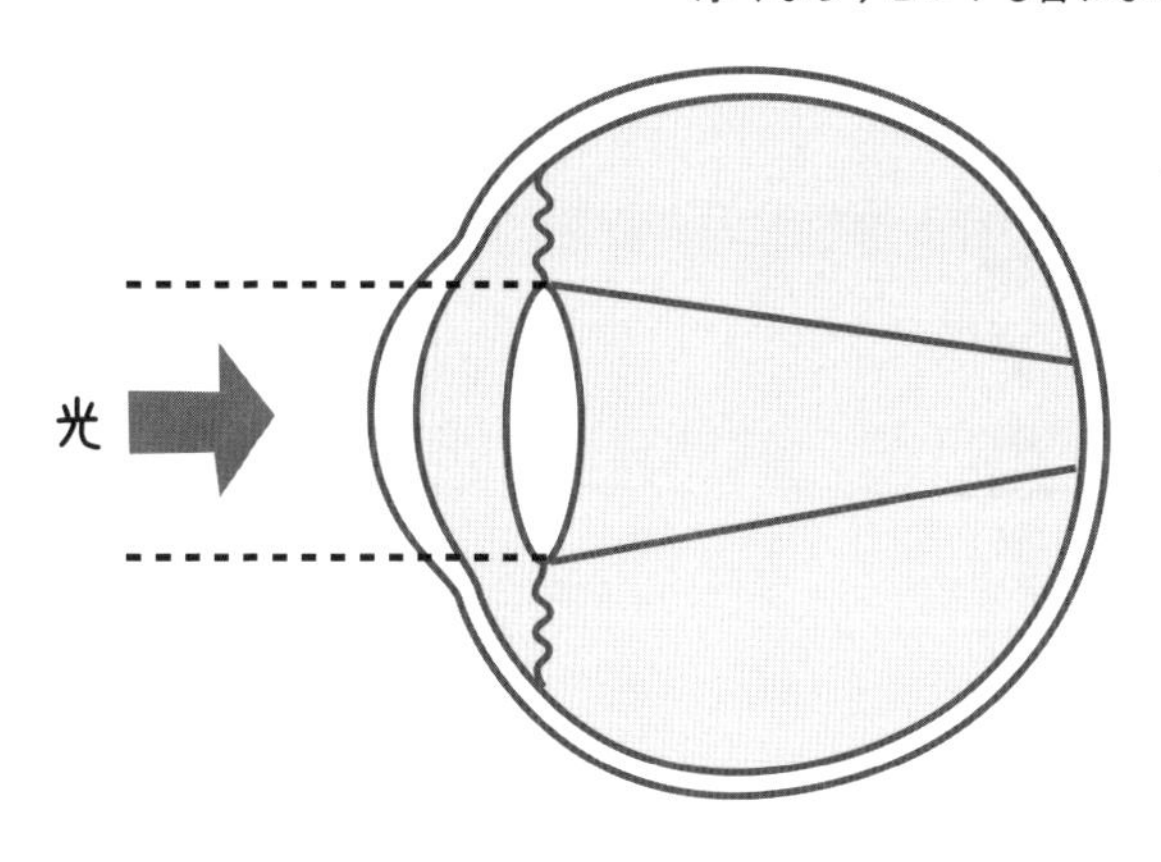

白内障

老化から水晶体が濁って見えにくい

チェック

- □明るい場所で視界全体がぼんやりかすむ
- □光をまぶしく感じる
- □暗いところでは、特に見えにくいと感じる
- □老眼鏡をかけても見えにくくなった
- □ステロイド薬を長期間内服している

加齢に伴って水晶体が白く濁り、見えにくくなるのが白内障です。外界からの光が眼底にしっかり届かず、明暗の差が減少。

加齢以外に先天性や外傷性の他、糖尿病やアトピー性皮膚炎、放射線、ステロイド薬と、さまざまな原因と種類があります。

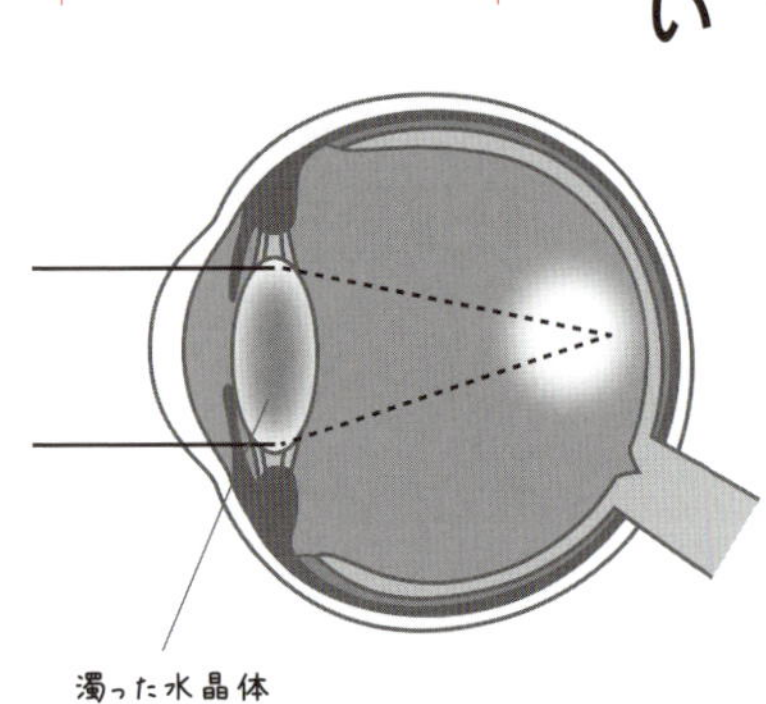

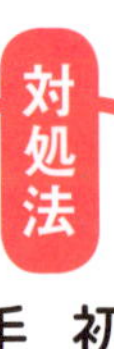

初期は点眼薬で進行を遅らせますが、進行すれば、水晶体再建術という手術などの治療が必要となります。

飛蚊症・光視症

ゴミ？ 虫？ 稲光？ 実在しないのに見える?!

チェック

- □白い壁や明るい空などを見たとき、黒い浮遊物が見える
- □糸くず状のゴミや半透明の輪が視界の隅に見える
- □目を閉じたり、暗いなかでも光が走る
- □視野の一部が欠けていることがある
- □最近、目や頭を強くぶつけた

硝子体膜の剝離や網膜裂孔、ぶどう膜炎などの病気によって引き起こされる飛蚊症。その名の通り、蚊が飛んでいるような黒い点や線が視界に現れる症状です。

加齢による硝子体の萎縮や、活性酸素の過剰な増加が主な原因。暗い中でも光が目の前を走る光視症を併発する場合は、なるべく早く眼科へ。

対処法

両方同時に認められる場合は、網膜剝離の初期症状の可能性が高いので、早めの受診が大切です。

加齢黄斑変性

網膜の中心部が老化によって変化

チェック

- □急に視力が低下したと感じる
- □視野の中心部が暗くなったり、欠けたりする
- □ものが歪んで見える
- □50歳以上で、喫煙習慣がある
- □屋外での活動が多い

網膜の中心部分である黄斑部が、加齢によって萎縮（いしゅく）する「萎縮型」と、網膜直下に生じた新生血管から漏れる水分が黄斑部を圧迫する「滲出（しんしゅつ）型」があります。滲出萎縮型はゆっくりと進行しますが、滲出型は出血を起こし、急激な視覚障害も。

対処法

ある程度は治療で回復しますが、目の生活習慣病とも呼ばれる病気なので、偏った食事や喫煙をやめるなどの予防策を。

中央の黒丸をじっと見つめてみましょう。

加齢黄斑変性では、中心が欠けたり、歪んで見えることも。

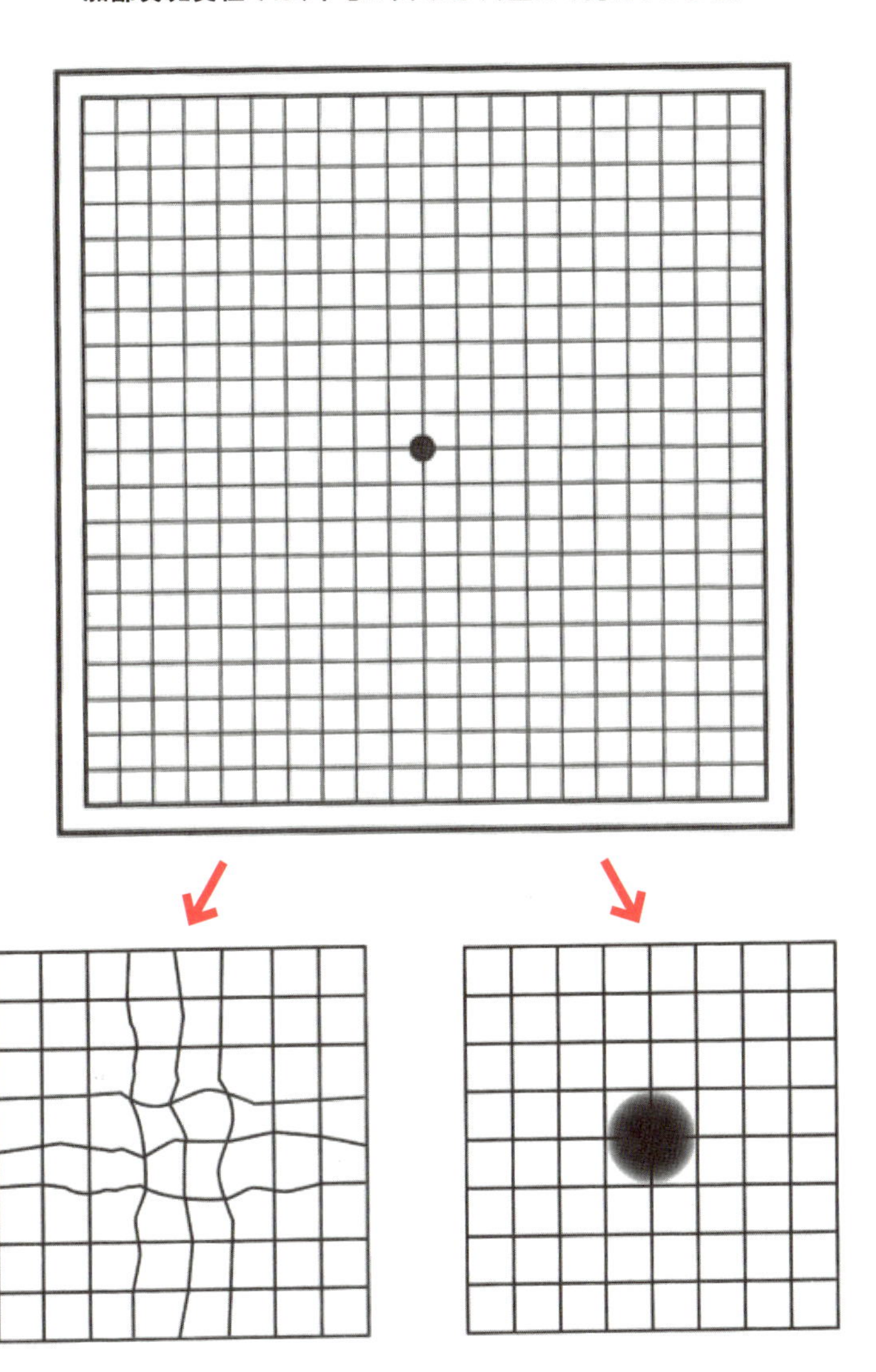

緑内障

高い眼圧で視神経が圧迫されて起こる視神経障害

チェック

- □見落としが増えた
- □昼間でも視界が暗いと感じる
- □目の奥の痛みや頭痛がある
- □最近、目が疲れやすくなった
- □視野が狭くなったと感じる

眼圧の上昇によって視神経が圧迫され、視野が狭くなる病気です。しかし日本人の緑内障は7割が正常眼圧で発症しており、そのメカニズムは未解明といえます。

自覚しづらいこともあって、失明に至るケースが非常に多いのが現状。眼圧をコントロールする「房水」の排出を滞らせないことも予防策に。

対処法

薬、レーザー、手術のいずれかで治療しますが、元に戻せないので早期発見が重要。

第8章

病院の選び方 医者との付き合い方

症状がなくても、年に一度は眼底検査を

近年、眼科の治療技術や検査機器は、ものすごいスピードで進歩しています。

たとえばかつては30分以上かかった眼底検査も、今や撮影だけなら無散瞳カメラで数秒で終わります。痛みもありません。この眼底検査を使えば、人体の中で唯一外から見ることのできる「網膜血管」や初期段階では自覚症状のない緑内障を発見できる「視神経乳頭所見」などがわかります。この網膜血管所見からは、網膜剥離や眼底出血といった眼底部の異常の他、次に例を挙げるような病気の進行まで知ることができるのです。**早期発見できれば、治せる病気も多いので、ぜひ定期的な健診をおすすめします。**

＊加齢黄斑変性

＊白内障
＊網膜または動脈静脈分枝閉塞症（へいそく）
＊硝子体混濁（こんだく）
＊網脈絡膜変性（もうみゃくらくまく）
＊高血圧
＊糖尿病
＊動脈硬化
＊脳腫瘍
＊網膜炎

もちろん健診以外にも目や視力に不安を感じたときは、なるべく早く眼科を受診してください。基本的に近視や遠視、乱視、老眼などの屈折異常は病気ではありませんが、自分でそう思い込んでいるだけで、重大な病気が隠れていることもあります。まして や、日常生活に支障をきたすときや、痛みや視野の異常を感じたときは、迷わず受診して不安を解消することも大切です。問題がないに越したことはないのですから。

日頃から自分で視力を測っていると、早く変化に気づくことができます。

カバーを取った本書の裏面には近見視力表がついているので、手に持ったり、机に立て掛けるなど上手に活用してください。検査表を使わなくても、「この席からテレビのブランドロゴがはっきり見える」など、定点観測ポイントを作っておくのもいいでしょう。気をつけてほしいのは、片目ずつチェックすることです。目も脳も自動補正力があるため、片目だけ視力が低下してもなかなか気づきにくいのです。

そして、意外に知られていないようですが、眼鏡やコンタクトレンズを作る際も、まずは眼科を受診してください。恥ずかしながら、わが家の父（内科医）も一時は「100円ショップの老眼鏡が一番合う」などと言って、毎朝の新聞のお供にしていました。そのコスパのよさは認めざるを得ませんが、下手をすれば老眼の進行を早めたり、眼精疲労を引き起こしたりと、大きなリスクを伴います。紛失時の緊急用くらいの使用にしておいてほしいと思います。

信頼できる眼鏡店も多くありますが、基本的に眼鏡もコンタクトレンズも医師の処方によって作るものです。というのも、眼の病気があると、いくらよい眼鏡をかけても視力はでませんし、眼鏡とコンタクトレンズは生活スタイル、目的、好みなどのさまざまな個人差に合わせて作らなければ、本当に合うものにはならないからです。また、多焦点レンズや小児用のＭＣレンズなど、取扱店の限られる製品もあります。

さらに言えば、レーシックや眼内レンズに代表される、レーザーや高周波、超音波などを使った最新治療で改善させる選択肢もあるでしょう。

かかりつけ医の選び方

治療方法の多様化もあって、眼科医にもさまざまなタイプがいます。それだけ、患者さんにとってはどの眼科を受診したらいいものか迷われると思います。

最終的には相性が一番大切なのかもしれませんが、**わかるまで丁寧に説明してくれるなど、まずは信頼できそうだと感じた医師や病院を選んでください。一つの目安として「専門医」の資格があります。**日本眼科学会と日本眼科医会に所属した医師の中でも、臨床経験や検査技能、手術症例数といった、なかなか厳しい条件と認定試験をクリアした眼科医に与えられる資格となっています。

相談内容によっては、手術を行っている病院かどうかも判断材料になるでしょう。大学病院などは別として、地域の眼科医院がリスクを伴う外科手術を行うには、それなりの技術や知見、設備などが揃わないとできません。まして日々進化する眼科医療において、新しい技術を取り入れているというのは、相当な勉強を続けている証拠でもあります。セカンドオピニオンにも積極的に応えてくれるはずです。

おわりに

「目は心の鏡」という孟子の言葉は古くから引用されていますが、眼科の世界では「目は体の鏡」なんて造語がよく使われます。目を詳しく診れば、その人の全身の不調や病気、血管の状態までわかってしまうからです。そして目が元気になれば、全身が若々しさと元気にあふれ、気持ちも晴れ晴れと明るくなるものです。

ところが、目の大切さを知りながら大切にしない人が、世の中にはたくさんいます。というより、大切にさせない世の中になっているような気がします。デジタル社会、長時間労働、早期教育、ストレス社会……。オゾン層破壊も深刻です。

1日1分の眼トレ習慣は、毎日わずかでも目の健康を考える習慣です。

あなたの大切な目と、誰かの大切なあなたが、もっと元気になりますように。

手にとってくださって、ありがとうございました。

1日1分、2週間 眼トレ 日比野&林田式

2016年11月5日　初版第1刷発行
2017年 9 月1日　初版第2刷発行

著　　者　　日比野佐和子
監　　修　　林田康隆
発 行 者　　栗原武夫
発 行 所　　KKベストセラーズ
〒170-8457
東京都豊島区南大塚2-29-7
☎ 03-5976-9121
http://www.kk-bestsellers.com/
印 刷 所　　錦明印刷株式会社
製 本 所　　ナショナル製本協同組合
D T P　　株式会社アイ・ハブ
装　　幀　　野村勝善(HANA*Co)
編集協力　　吉井利恵(プールグラフィックス)
イラストレーション　　植本 勇
校　　正　　三好美津子

ISBN 978-4-584-13746-8 C0077

著者プロフィール

日比野 佐和子（ひびの さわこ）――医学博士

Rサイエンスクリニック広尾　院長
大阪大学医学部大学院医学系研究科臨床遺伝子治療学講座特任准教授。同志社大学アンチエイジングリサーチセンター講師、森ノ宮医療大学保健医療学部准教授、ルイ・パストゥール医学研究センター基礎研究部アンチエイジング医科学研究室室長を経て、現職に就任。
専門分野は欧米のアンチエイジング医学に加え、中医学、ホルモン療法、プラセンタ療法、植物療法（フィトテラピー）、アフェレーシス療法など多岐にわたる。著書に『これだけで若返りは可能です。』東洋経済新報社 、『目が若返る！最新「眼トレ」５つの方法』主婦と生活社など。

林田 康隆（はやしだ やすたか）――医学博士

Ｙ'sサイエンスクリニック広尾　院長
日本眼科学会認定眼科専門医。

医療法人和康会林田クリニック理事。

株式会社グレースラボ専務取締役。

NTT西日本大阪病院眼科（非常勤）。

大阪警察病院眼科手術顧問（非常勤）。

著書に『日めくりまいにち、眼トレ（監修）』扶桑社、『老眼を自分で治す！眼球トレーニング【DVD付き】（監修）』宝島社、『眼科医は市販の目薬をささない（共著）』廣済堂出版など。